TECHNIQUE OPÉRATOIRE

DES

GASTRECTOMIES

POUR CANCER

PAR

Th. JONNESCO

PROSECTEUR A LA FACULTÉ DE MÉDECINE DE PARIS, ANCIEN INTERNE,
LAURÉAT DES HOPITAUX ET DE L'ACADÉMIE DE MÉDECINE

PARIS

IMPRIMERIE F. LEVÉ

17, RUE CASSETTE, 17

—

1894

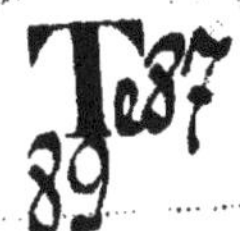

TECHNIQUE OPÉRATOIRE

DES

GASTRECTOMIES POUR CANCER

EXTRAIT DE LA *GAZETTE DES HOPITAUX*

des 23 et 30 mai 1891

TECHNIQUE OPÉRATOIRE

DES

GASTRECTOMIES

POUR CANCER

PAR

Th. JONNESCO

PROSECTEUR A LA FACULTÉ DE MÉDECINE DE PARIS, ANCIEN INTERNE,
LAURÉAT DES HOPITAUX ET DE L'ACADÉMIE DE MÉDECINE

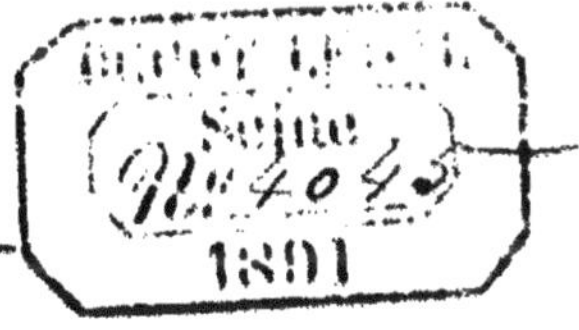

PARIS

IMPRIMERIE F. LEVÉ
17, RUE CASSETTE, 17

—

1891

TECHNIQUE OPÉRATOIRE

DES

GASTRECTOMIES POUR CANCER

Le traitement chirurgical du cancer de l'estomac comporte deux genres d'intervention : 1° extirpation avec résection totale ou partielle de l'organe ; 2° opérations palliatives diverses dirigées contre la sténose pylorique. Je ne m'occuperai, pour le moment (1), que de la gastrectomie. Celle-ci peut être totale ou partielle, suivant l'étendue du cancer. La *gastrectomie totale*, démontrée possible chez les animaux, par F. F. Kaiser (2), a été tentée chez l'homme par Connor [de Cincinnati (3)], le 3 décembre 1883, pour un cancer étendu à tout l'estomac, mais elle ne fut pas achevée, car la malade succomba, pendant l'opération, de shok. Inutile d'ajouter qu'une pareille tentative ne trouvera plus d'imitateurs, aussi n'en parlons plus. La *gastrectomie partielle* peut être *typique* ou *atypique*. Typique, elle

---

(1) Dans deux travaux ultérieurs j'étudierai la technique des opérations palliatives, les résultats du traitement chirurgical du cancer gastrique et l'indication de chaque opération.

(2) F.-F. KAISER. *Czerny's beitraegezur operationen chirurgie.* Stuttgard, 1878, p. 141.

(3) CONNOR. *Med. News*, 22 novembre 1884, p. 573.

consiste dans l'extirpation du pylore cancéreux et abouchement du duodénum à l'estomac : *pylorectomie*. Un cancer limité à une des parois ou des courbures de l'estomac, sera enlevé par la résection d'un segment plus ou moins étendu de celles-ci, suivie de la suture des parois stomacales : c'est la *gastrectomie partielle atypique*. Enfin, dans les cas de cancers trop étendus du pylore, pour permettre l'abouchement du duodénum à l'estomac, Billroth a proposé de réséquer le pylore, fermer le duodénum et l'estomac, et établir séance tenante une fistule gastro-intestinale : *pylorectomie combinée avec la gastro-entérostomie*. Nous allons décrire la technique opératoire de ces interventions.

I

Anatomie de la région pylorique. — Il est indispensable, pour le chirurgien qui entreprend une opération sur une région quelconque, d'avoir une idée nette et exacte sur sa disposition anatomique. De cette façon seulement, de nombreux mécomptes pourront être évités, en ne marchant pas à l'aveugle en pays inconnus. Or, la région pylorique est brièvement, et souvent inexactement décrite dans les classiques. C'est ce qui me décida à l'étudier de près. Ce sont les résultats de mes recherches que je vais rapidement exposer.

1° La *situation du pylore* par rapport à la paroi abdominale antérieure est importante à bien connaître. D'après Luschka (1), un sixième de l'estomac, c'est-à-dire la région pylorique et le pylore, déborde vers la droite la ligne médiane; le pylore se trouve entre la ligne sternale et la parasternale, à côté du bord droit du sternum. Leshaft (2) est à peu près du même avis, le pylore répond, d'après lui, à

(1) Luschka. *Die Anatomie des Menschen.*, II Bd., Tubingen 1863, p. 181.
(2) Leshaft. *Virchow's Archiv*, 1882, Bd. 87.

la ligne abaissée du bord droit du sternum. Roméo (1) sur dix cadavres l'a toujours rencontré à 7 centimètres au-dessous du sternum. Mes recherches m'ont prouvé : 1° que le pylore descend, dans l'énorme majorité des cas, bien plus bas qu'on le dit d'habitude, car l'estomac est toujours vertical ; 2° que, dans les neuf dixièmes des cas, on le rencontre sur la ligne verticale abaissée, du bord droit du sternum, à 5 ou 6 centimètres au-dessus de l'ombilic ; 3° qu'ordinairement les trois cinquièmes de la portion pylorique débordent par en bas le foie, qui ne la recouvre et par conséquent ne peut la cacher que rarement. C'est là un fait important et tout à fait en contradiction avec l'opinion les anatomistes. Luschka, par exemple, figure, dans son magnifique atlas sur la topographie des viscères abdominaux (2), la portion pylorique de l'estomac recouverte, dans presque toute son étendue, par le foie. Du reste, le pylore cancéreux se déplace souvent. On l'a trouvé au niveau du pubis [Morgagni (3), Rokitanski (4)], au-dessus du ligament de Poupart [Billroth (5)], dans le petit bassin [Hyrtl (6)]. Le chirurgien doit se rappeler ces faits, non seulement pour le diagnostic, mais aussi pour le choix de l'incision abdominale, qui permette l'exploration facile de la région pylorique. D'après nous, c'est l'incision sur la ligne blanche conduite entre l'appendice xyphoïde et l'ombilic, près de ce dernier, qui doit être employée. Nous y reviendrons.

2° *Ligaments du pylore.* — Le pylore est suspendu à la face inférieure du foie par un repli péritonéal mince, trans-

(1) A.-M. ROMÉO. Sulla resezione dello stomaco, *Diss. inaug.*, Catania 1886, p. 15. (Je tiens à remercier M. le docteur Jullien de l'amabilité avec laquelle il a bien voulu me procurer cette thèse que je n'avais pas pu avoir ni ici, ni en Italie.)

(2) H. VON LUSCHKA. *Die Lage der Bauch-organe des Menschen*, Carlsruhe 1873.

(3) MORGAGNI. *De sedibus et causis morborum*, etc. Nap. 1762, epist. anat. XXXIX, n° 15.

(4) ROKITANSKI. *Hundbuch d. p. Anat.*, Bd. III.

(5) WŒLFLER. *Ueber die von Hern. prof. Billroth Ausgefurht en Resectionem des carcinomatosen pylorus*, Wien 1881.

(6) HYRTL. *Topographische Anatomie*, 7e édition, 1882, t. I, p. 768.

parent, presque avasculaire dans une grande étendue, mais qui s'épaissit par la présence du pédicule hépatique qu'il renferme (canal cholédoque, veine porte, artère hépatique et sa branche gastrique : artère pylorique ou coronaire droite de Hyrtl), en se continuant sur la portion initiale du duodénum. La partie mince forme le *ligament supérieur du pylore* (petit épiploon, épiploon gastro-hépatique); l'épaisse, le *ligament suspenseur du duodénum* ou duodéno-hépatique. Ce dernier a été considéré, par Wœlfler (1), comme une barrière au delà de laquelle il n'est pas permis de tenter l'extirpation du pylore cancéreux. En effet, on s'exposerait, en voulant isoler le duodénum de ses attaches péritonéales, à la blessure du pédicule hépatique. Mais ce ligament ne devient véritablement dangereux qu'à environ 2 à 3 centimètres de l'origine du duodénum. On peut donc, et cela suffit ordinairement, extirper 2 à 3 centimètres de cet organe sans crainte; quelquefois on a pu aller même plus loin. En bas le pylore est uni au colon transverse par un repli séreux plus épais, chargé de graisse, sillonné de nombreux vaisseaux dirigés perpendiculairement au pylore : *ligament inférieur du pylore* (grand épiploon, ligament gastro-colique). Les deux ligaments pyloriques forment la paroi antérieure de l'arrière-cavité des épiploons. On devra les traverser pour explorer la région rétro-pylorique. On pourra y arriver facilement, en les effondrant avec une sonde cannelée, par exemple, le premier n'importe dans quelle direction, car il est mince et avasculaire dans une grande étendue; le deuxième verticalement, en choisissant un espace avasculaire compris entre des vaisseaux parallèles. Nous y reviendrons.

A part ces deux ligaments, le pylore en présente un troisième normal, mais peu connu, surtout chez nous, il se trouve sur sa face profonde : c'est le *ligament postérieur ou profond du pylore*, que nous décrirons plus bas.

3° Rapports de la face postérieure du pylore, ses connexions avec le plancher de la région pylorique. — C'est à la face postérieure

____

(1) Wœlfler. Loc. cit.

du pylore que le chirurgien aura le plus souvent des difficultés à vaincre, c'est là que se trouve la véritable *zone dangereuse*, dans l'extirpation du pylore cancéreux. Après avoir incisé le long du bord inférieur de l'estomac le ligament gastro-colique, on pénètre dans l'arrière-cavité des épiploons ; en soulevant le pylore et le rabattant en haut, on peut étudier le plancher de la région et les connexions normales du pylore avec ce dernier. Le plancher est formé par la tête du pancréas recouverte par un mince feuillet séreux (lame postérieure de la bourse séreuse rétro-stomacale) dans sa moitié supérieure, par un repli péritonéal plus épais, venant se continuer avec ce dernier, dans sa moitié inférieure. Cette lame, plus épaisse, n'est autre que la racine du *mésocolon transverse*. Le pylore n'y adhère pas normalement, mais quand il est le siège d'une tumeur cancéreuse (ou non), il peut contracter des adhérences notamment avec le mésocolon transverse, et cela d'autant plus facilement qu'il est toujours couché dans une grande étendue sur lui. Or, depuis qu'on a observé des accidents graves survenir après la destruction des adhérences au mésocolon transverse, on a cherché si les rapports normaux du pylore expliquaient leur production. La plupart des anatomistes font insérer le mésocolon transverse sous le bord inférieur du pancréas, par exemple Henke (1), invoqué par Lauenstein (2). Si cela était vrai, les adhérences méso-coliques du pylore cancéreux seraient plus rares, car ses rapports avec le méso-colon transverse seraient peu étendus. La disposition réelle est celle que je viens d'indiquer et que Henle (3) représente sur une de ses figures. Nous avons dit que le pylore reposait librement sur le plancher pancréatique, cela est vrai pour ses trois à quatre derniers centimètres, mais, au delà de cette limite, du côté gastrique, il contracte des adhérences normales avec la tête du pancréas, par l'intermédiaire d'un repli

(1) Henke. *Topogr. anat.*, 1881, p. 323.
(2) Lauenstein. *Centralbl. f. Chir.*, 28 mars 1885, p. 219.
(3) Henle. *Handbuch der systematischen Anatomie des Menschen.* Bd. II, 1875, p. 902.

séreux, qui se détache de la paroi postérieure de l'estomac depuis le cardia, le long de sa petite courbure, pour se porter sur la tête du pancréas et s'y confondre avec la séreuse qui la recouvre. Ce ligament (ligament gastro-pancréatique de Huschke) forme une véritable *cloison médiane de l'arrière-cavité des épiploons*. Placée de champ entre l'estomac et le pancréas, elle peut se continuer dans toute l'étendue du pylore, mais, le plus souvent, elle s'arrête à une distance variable de l'origine du duodénum, 3 à 4 centimètres en moyenne. Là, elle se termine par un bord libre, concave à droite et renfermant dans son épaisseur l'artère coronaire. Entre le bord libre de ce ligament, à gauche; le point où le duodénum s'unit directement à la tête du pancréas, à droite; la face postérieure du pylore libre, en avant; et le pancréas, en arrière, est ménagé un orifice de communication entre les deux loges : rétro-stomacale et sous-hépatique de l'arrière-cavité, séparées l'une de l'autre par la cloison médiane dont nous venons de parler. La présence de cette dernière, passée sous silence dans nos traités d'anatomie, nous prouve : 1° qu'il existe entre le pylore et le pancréas des adhérences normales, établies par ce *ligament pylorique postérieur* ou pylorico-pancréatique, contenant dans son épaisseur une artère assez volumineuse (artère coronaire), ce qui favorisera beaucoup la production d'unions plus intimes, dans le cas de cancer du pylore ; 2° que l'arrière-cavité des épiploons est divisée en deux loges : une plus petite, *sous-hépatique*, l'autre plus vaste, *rétro-stomacale*, séparées par la cloison médiane et communiquant ensemble par un orifice de 3 à 4 centimètres de largeur. Donc, une exploration complète de la région rétro pylorique et des organes qui l'entourent, nécessite l'ouverture des deux loges, en effondrant la paroi antérieure de chacune d'elles, c'est-à-dire les ligaments supérieur (petit épiploon) et inférieur (ligament gastro-colique) du pylore. Nous venons de voir les rapports du pylore avec le plancher de la région, il n'est pas moins important de bien connaître ceux de la *portion initiale du duodénum*, car elle constitue une partie du champ opératoire. La face postérieure de cette portion du duodénum est libre dans une étendue de 1 cenlimètre en moyenne, après quoi le feuillet séreux qui l'avait recouverte se réfléchit en arrière et va se continuer avec la séreuse pré-pancréatique. En ce point même, et sous la séreuse réfléchie, on trouve cheminant entre le duodénum et la tête du pancréas, au milieu d'un tissu cellulaire court et épais, une artère volumineuse : l'artère gastro-duodénale, et non pas la pancréatico-duodénale comme le dit Wehr (1). Au delà de ce point, le reste du duodénum est intimement uni au pancréas, par le même tissu cellulaire court et épais. De cette disposition, il résulte que : 1° le duodénum sera difficile à décoller de la paroi profonde de la région, si ce n'est dans son premier centimètre ; 2° il sera difficile de le ramener d'abord, de le maintenir ensuite, en dehors de la plaie abdominale ; 3° il sera souvent difficile, voire même impossible, d'appliquer sur lui un instrument quelconque, destiné à en fermer la lumière pendant l'opération ; 4° on évitera difficilement la blessure de l'artère qui longe sa face postérieure en s'y accolant fortement.

Vaisseaux de la région pylorique. — De tout côté, le plancher de la région est entouré de gros vaisseaux, situés sous la couverture séreuse, les uns très superficiellement, d'autres plus profondément. Le *tronc cœliaque*, situé sur le bord supérieur du pancréas, au-dessus du pylore, donne ces trois branches pouvant, toutes, être intéressées dans le cours de l'opération. L'*artère splénique*, volumineuse et flexueuse, suit le bord supérieur du pancréas, en se dirigeant à gauche. Quoique logée dans une gouttière creusée dans le tissu glandulaire, elle est assez superficielle pour avoir pu être blessée et liée au cours de destructions d'adhérences pancréatiques de la tumeur [Reynier (2)]. L'*artère hépatique* se dirige à droite, suit le bord supérieur de la tête pancréatique, pendant 3 ou 4 centimètres ; arrivée au point même où le duodénum commence à adhérer intimement au pancréas, l'artère se divise en ses deux branches : l'*artère hépatique propre*-

(1) Wehr. *Deuts. Zeits. f. Chir.*, 1882, Bd. XVIII, p. 93.
(2) Reynier. *Gazette des hôpitaux*, 1890, n° 126, p. 1166.

ment dite (Theile) qui monte dans le ligament duodéno-hépatique, et l'*artère gastro-duodénale* (gastro-épiploïque des classiques) qui descend sur la face postérieure du duodénum, entre elle et la tête pancréatique, là où ces deux organes commencent à adhérer directement. Socin (1), l'ayant sectionnée en enlevant la tête du pancréas adhérente à la tumeur, fit la ligature de l'artère hépatique. L'*artère coronaire* (coronaire gauche de Hyrtl) se porte à la petite courbure de l'estomac en cheminant dans l'épaisseur du bord libre du ligament postérieur du pylore. Elle a été sectionnée et liée par Heinecke (2) pendant la séparation de la tumeur du côté gastrique. On pouvait craindre que sa ligature ait une influence fâcheuse sur la nutrition de la suture gastro-duodénale. Gussenbauer et Winiwarter (3) ont démontré expérimentalement que cette ligature était inoffensive. A la limite inférieure de la région, on trouve les *vaisseaux coliques moyens : artère* (branche de la mésentérique supérieure) *et veine*, compris dans l'épaisseur du méso-colon transverse. Ils peuvent être blessés au cours des destructions des adhérences méso-coliques de la tumeur. Billroth (4), en détruisant les adhérences pancréatiques dans un cas, lia la veine colique. Je ne ferai que mentionner les grosses veines : *cave* et *porte*, en général assez écartées du champ opératoire, mais qu'on a mises parfois à nu au cours d'interventions laborieuses. Berns [d'Utrecht (5)] découvrit la veine-cave dans une étendue de 10 centimètres. Lücke [de Strasbourg (6)] mit à nu la veine porte sur quelques centimètres d'étendue.

Deux mots des vaisseaux qui entourent directement le

(1) Socin. *Corresp. Blat*, 1881, n° 21, p. 513.

(2) C. Schonlau. Zwei falle von Extirpation der Carcinomatœsen Pylorus. *Dissert. inaug.* Erlangen, 1881, p. 18.

(3) Gussenbauer et Winiwarter. *Langenbeck's Arch.*, 1876, Bd. XIX, Heft 3, p. 347.

(4) Von Eiselsberg. *Langenbeck's Arch.*, 1889, Bd. XXXIX, Heft 4, p. 785.

(5) Berns. *Wien. Med. Wochens.*, 1881, n° 50.

(6) Ledderhose. *Deuts. Zeit. f. Chir.*, 1882, Bd. XVI. Heft 3 et 4, p. 260.

pylore. En haut, une branche de l'artère hépa'ique, artère *pylorique* (coronaire droite de Hyrtl) longe à u. demi-centimètre environ le bord supérieur du pylore, et va s'anastomoser plus loin avec la coronaire (coronaire gauche de Hyrtl). En bas, l'artère *gastro-épiploïque droite* (branche de la gastro-duodénale) contourne le bord inférieur du pylore pour le longer ensuite, et aller s'anastomoser avec le gastro-épiploïque gauche de la splénique. De ces deux arcs artériels naissent les branches de second ordre qui rampent sur les deux faces du pylore et d'autres qui s'engagent dans les ligaments supé.ieur et inférieur de l'organe.

II

PYLORECTOMIE. — *Traitement pré-opératoire.* — Il comporte : 1° L'*évacuation et l'asepsie gastrique*, par les lavages de l'estomac prolongés et répétés, même peu avant l'opération. On les fait avec de l'eau tiède [Billroth (1)] ou avec une solution antiseptique tiède : solution salicylée à 1/1000° [Rydygier (2)], à 2/1000° [Ratimoff (3)], à 3/1000° [Kocher (4)], à 1/10° [Czerny (5)] ; solution boriquée [Heinecke (6)]. Novaro se sert d'une solution de bicarbonate de soude pure, tiède (7). L'estomac sera

(1) Wœlfler. *Ueber die Von Prof. dr. Billro h Ausgefuhrlen Resectionem die carcinomatœsen Pylorus*, Wien 1881. — V. R. von Hacker. *Die magen Operationen an Prof. Billroth's Klinik*, 1880, bis mærz 1885. Wien, 1886. — Von Eiselsberg. Ueber die magen Operationen und Gastro-enterostomien in Prof. Billroth's Klinik, von maerz 1885, bis ocber 1889, *Langenbeck's Archiv.*, 1889, Bd. XXXIX, Heft 4, p. 785.

(2) L. Rydygier. Ueber Pylorus resection. *Samml. klin. Vortr.*, von Richard Volkmann, 1882, n° 220, p. 1977.

(3) Ratimoff. *Bulletin médical*, 1888.

(4) B. Streit. *Deuts. Zeit. f. Chir.*, 1888, Bd. XXVII, p. 410.

(5) Czerny. *Wien. Med. Wochens.*, 1884, n°ˢ 17, 18 et 19, p. 491.

(6) C. Schonlau. Zwei fælle von Extirpation der Carcinomatœsen Pylorus, *Dissert. inaug.*, Erlangen 1881, p. 17. — Hermann von Kolb. Beitræge zur Magenresection, *Dissert. inaug.*, Erlangen 1887, p. 10.

(7) Novaro. *Contributo alla chirurgia dello stomaco*, Siena 1890, p. 71.

ainsi lavé une ou deux fois par jour, pen???nt les huit jours qui précèdent l'intervention, et même une heure ou une demi-heure avant l'opération. D'après Carl Lauenstein [de Hambourg (1)], les lavages de l'estomac, à part leur action locale (asepsie gastrique), diminueraient le danger du collapsus, intra ou post-opératoire, en provoquant une diurèse abondante, par la pénétration d'une grande quantité de liquide absorbé par l'estomac, dans le système vasculaire. Mais Novaro (2) n'a jamais observé cette diurèse, même après des lavages très abondants (20 litres de liquide). Caselli (3) prétend qu'ils prédisposent au shok. Sans aller aussi loin, George T. Beatson (4) croit devoir les proscrire chez les personnes nerveuses et très affaiblies, et Buchanan (5) propose de s'en abstenir tout au moins pendant les quelques heures qui précèdent l'opération. Trendelenburg [de Bonn (6)] les remplace par un nettoyage soigné de la cavité gastrique une fois ouverte, pendant l'opération. Quoi qu'il en soit, les lavages méthodiques et prolongés de l'estomac nous paraissent une précaution des plus utiles et nous ne saurions trop les recommander (7).

2° *Évacuation* aussi complète que possible du *tube intestinal*, par des laxatifs et des lavements répétés, même le jour de l'opération ; 3° le *régime alimentaire* doit être soigneusement conduit pendant les jours qui précèdent l'intervention. Aliments liquides par la bouche (bouillons, œufs, jus de viande, lait pancréaté, etc.) et lavements nutritifs répétés. Il faudra s'assurer sur les aliments facilement digérés

(1) C. Lauenstein. XVIIIᵉ Congrès de la société allemande de chirurgie, *Deuts. Med. Wochens.*, 23 mai 1889, nᵒ 21, p. 429.

(2) Novaro. Loc. cit., p. 71.

(3) Caselli. Xᵉ Congrès de l'Association médicale italienne, *Annali universal. di medicina e chirurgia*, octobre 1882.

(4) G.-T. Beatson. *The Lancet*, 11 octobre 1890, p. 761.

(5) Buchanan. *Brit. Med. Journ.*, 24 mars 1888, p. 633.

(6) Neitzert. Ueber Magenresection. *Diss. inaug.*, Bonn 1889, p. 40.

(7) F. Saltzmann (*Centralbl. f. Chir.*, 14 août 1886, nᵒ 33, p. 566) conseille, dans les cas de dilatation gastrique prononcée, de relever la contractilité des parois stomacales, par le massage et la faradisation abdominale.

par les malades, de façon à en continuer l'administration dans les premiers jours qui suivent l'opération. Faut-il ajouter que c'est grâce à un régime alimentaire bien conduit qu'on aura chance de relever les forces des malades, et de les rendre capables de supporter une opération aussi déprimante que la résection pylorique?

Antisepsie pré-opératoire. — Je ne parlerai pas de l'asepsie instrumentale ni de celle du personnel. Ce sont là des règles bien connues, et qui seront indispensables ici comme dans toute intervention sur la cavité abdominale. Je dirai seulement que l'asepsie peut ne pas suffire, car l'infection du champ opératoire peut se produire au cours de l'intervention, par suite de l'issue du contenu gastro-duodénal; il faut donc s'entourer de tout ce qui est nécessaire pour assurer, le cas échéant, une antisepsie parfaite. L'opération se fait, dans ses temps les plus difficiles, et par conséquent les plus dangereux, hors de la cavité abdominale. Les viscères sont sortis par la plaie pariétale et reposent sur la paroi abdominale, aussi faut-il isoler cette dernière. Rydygier (1) emploie dans ce but une toile imperméable, fendue dans l'étendue de l'incision abdominale, et recouverte de compresses antiseptiques. On peut se contenter de linges antiseptiques chauds.

Anesthésie. — L'opération étant toujours longue, et les malades très faibles, il n'est pas rare de voir survenir le collapsus pendant l'intervention. On l'attribue souvent à l'anesthésie chloroformique.

A la clinique de Berne (2), Kocher, après avoir obtenu l'insensibilité par le chloroforme, continue l'anesthésie par l'éther. Ce dernier éviterait le collapsus cardiaque. Novaro (3) cherche à conjurer le collapsus par des injections sous-cutanées d'éther et des lavements excitants (alcool 20 grammes, eau 80 grammes, chlorure de sodium

(1) RYDYGIER. *Wolkmann's Sammlung*, 1882, n° 220, p. 1977.
(2) B. STREIT. Loc. cit., 1888.
(3) NOVARO. Loc. cit., p. 70.

30 centigrammes), et, si l'opération se prolonge au delà d'une heure, il arrête la chloroformisation. Il a observé, en effet, que grâce à l'injection hypodermique de chlorhydrate de morphine, qui précède l'anesthésie, il persiste, après la cessation de l'action du chloroforme, une longue période d'analgésie, suffisante pour permettre de terminer l'opération, sans provoquer de vives douleurs.

Deux mots avant de terminer avec ces préparatifs. Quelques chirurgiens baignent les malades le jour même de l'opération ; il me semble que c'est là une pratique dangereuse avec des malades aussi faibles, et qu'on fera mieux de s'abstenir de tout ce qui peut augmenter cette faiblesse. Enfin, on ne doit pas oublier, que par le fait même de cet affaiblissement, quelquefois extrême, les malades ont une grande tendance au refroidissement, d'où le conseil d'entretenir dans la salle, pendant toute la durée de l'opération, une température égale et assez haute (20 à 24 degrés). Dans le même but, on a proposé [Bardenheuer (1)], de placer à côté des malades des sacs de sable chaud.

OPÉRATION. — Rydygier divise l'opération en cinq temps : 1° ouverture de la cavité abdominale ; 2° traction en avant et isolement complet du pylore à réséquer ; 3° résection du pylore malade ; 4° réunion de l'estomac et du duodénum ; 5° suture des téguments abdominaux. Je diviserai les diverses phases de l'opération en sept temps : 1° laparotomie ; 2° exploration de la tumeur et des régions voisines ; 3° isolement de la tumeur et sa sortie hors de l'abdomen (destruction des adhérences normales ou anormales, extirpation des ganglions tuméfiés ou dégénérés) ; 4° pylorectomie ; 5° gastrorrhaphie et gastro-duodénorrhaphie ; 6° reposition des viscères ; 7° occlusion de la cavité abdominale.

Premier temps. Laparotomie. — Voici d'abord les incisions proposées : 1° *incision sur la ligne blanche*, longue de 10 à 15 centimètres, faite entre l'appendice xyphoïde et l'ombilic ; 2° *incision transversale ou oblique*, longue de 11 centi-

(1) BARDENHEUER. *Die Drainirung der Peritonealhohle*, Stuttgard 1881.

mètres, passant sur la tumeur; elle commence à deux travers de doigt au-dessus de l'ombilic et est dirigée ensuite parallèlement à l'arc costal, droit ou gauche, à trois travers de doigt au-dessous de lui ; 3° *incision combinée* : du milieu de l'incision verticale sur la ligne blanche, on fait partir une deuxième incision, dirigée transversalement à droite ; 4° incision verticale suivant le *bord externe du muscle droit* du côté droit. Quelle est l'incision de choix ? La première, défendue par Rydygier et employée par Czerny, Kocher et par beaucoup d'autres, paraît la plus recommandable. On lui a reproché [Wœlfler (1)] de prédisposer à l'éventration. Kocher (2) a bien observé, dans un cas, une légère hernie de la ligne blanche, au niveau de la cicatrice, survenue deux ans après l'opération, mais c'est un fait exceptionnel.

L'incision transversale ou oblique, appliquée par Billroth dans sa première opération (3), a été vivement défendue par Wœlfler (4). Elle permettrait de découvrir plus facilement : la tumeur, le pylore et le duodénum; elle éviterait l'éventration; enfin, dans le cas de tumeurs adhérentes à la paroi abdominale antérieure, on pourrait plus facilement exciser les parties infiltrées de cette dernière. Rydygier (5) fait remarquer que l'éventration est plus facile à la suite des incisions transversales; l'exploration par l'incision transversale ne serait plus facile que dans les cas de grosses tumeurs, généralement inopérables; les adhérences purement fibreuses à la paroi abdominale seront aussi facilement détruites par l'incision médiane. Si ces adhérences sont cancéreuses et que le néoplasme infiltre la musculature abdominale, l'incision transversale serait supérieure, mais ces cas ne doivent pas être opérés, quoique Billroth ait obtenu, dans un cas de ce genre, l'extirpation complète de la tumeur. Enfin la plaie transversale suppure plus

---

(1) Wœlfler. Loc. cit., 1881, p. 263.
(2) B. Streit. Loc. cit., 1888.
(3) Billroth. *Wiener Med. Wochens.*, 1881, n° 6.
(4) Wœlfler. Loc. cit., p. 263 et 261.
(5) Rydygier. Loc. cit.

2

facilement [Bardenheuer (1)]. Billroth a reconnu, du reste,
la supériorité de l'incision sur la ligne blanche, qu'il a employée dans ses dernières opérations (2). L'*incision sur le bord
externe du muscle droit*, conseillée par Rydygier (3), pratiquée
par Mazzuchelli [de Pavie (4)], et par Billroth dans un
cas (5), ouvre la gaine du muscle droit, et prédisposerait à
la suppuration de la plaie, d'après Rydygier (6), qui l'a con-
damnée après l'avoir conseillée.

En somme, c'est l'*incision sur la ligne blanche* qui *nous
paraît la méthode de choix*. Si elle ne donne pas assez de jour
on pourra lui *ajouter* une *incision transversale*, longue de 5 à
6 centimètres, perpendiculaire à la première et dirigée à
droite; ainsi que cela a été fait par Lücke (7) et Richter
[de San-Francisco (8)]. Des recherches sur des cadavres
nous ont prouvé qu'elle permettait une exploration parfaite
de la région pylorique.

Deuxième temps. Exploration de la tumeur et de ses connexions.
— Souvent, ce n'est qu'après avoir ouvert le ventre, et
après une exploration directe de la tumeur et de ses connexions, qu'on pourra décider de l'opportunité de l'intervention. On devra : 1° découvrir la tumeur, qui a pu, dans
quelques cas, se dérober à l'exploration indirecte [E.
Hahn (9), Heinecke (10), Lauenstein (11)]; 2° déterminer son
étendue ; 3° s'assurer de l'existence ou non des adhérences,
et dans le premier cas, si elles sont de nature à permettre
l'extirpation de la tumeur ou si, au contraire, elles contre-

(1) Bardenheuer. *Centralbl. f. Chir.*, 1882, n° 46.
(2) Von Eiselsberg. Loc. cit., 1889.
(3) Rydygier. *Deuts. Zeits. f. Chir.*, 1881, Bd. XIV, Heft 3 et 4, p. 255.
(4) Mazzuchelli. *Risezione gastro-duodénale per cancro*, Milano 1885.
(5) Von Eiselsberg. Loc. cit., 1889.
(6) Rydygier. *Volkmann's Samm.*, 1882.
(7) Ledderhose. *Deuts. Zeit. f. Chir.*, 1882, [Bd. XVI, Heft 2 et 3, p. 260.
(8) Richter. *The Lancet*, 1882, p. p. 289.
(9) Hahn. *Berlin. Klin. Wochens.*, 14 décembre 1885, n° 50 et 51, p. 821
et 845.
(10) Von Kolb. Loc. cit., p. 18.
(11) Lauenstein. Congrès de Wiesbaden. *St Petersburger Med. Woch.*,
1889, n° 34, p. 301.

indiquent la pylorectomie ; 4° explorer les organes voisins au point de vue des métastases viscérales ou ganglionnaires. L'exploration, pour être complète, ne doit pas se borner à l'examen de la face antérieure du pylore et des connexions qu'il peut présenter en avant. Il faut surtout examiner la paroi postérieure de l'organe et préciser ses connexions profondes. On peut y arriver en ouvrant l'arrière-cavité des épiploons par une double brèche faite dans les ligaments péritonéaux qui la ferment en avant. Von Hacker (1) propose d'inciser ces ligaments (petit épiploon et ligament gastro-colique) perpendiculairement aux courbures de l'estomac, dans des endroits avasculaires. Nous ferons remarquer que l'incision est inutile, la déchirure avec les doigts ou l'effondrement avec une sonde cannelée est préférable et suffisante. On ne saurait trop insister sur l'importance de ces explorations ; le succès de l'opération en dépendra souvent. Dans quelques cas, pourtant, l'exploration, même la plus attentive, pourra laisser échapper des connexions profondes de la tumeur ; l'opération est poursuivie et bientôt on rencontre des obstacles imprévus. S'il est encore temps, on s'arrête, et on fait, en somme, une opération incomplète. Mon maître, M. le docteur Routier, me communique une observation personnelle, qui prouve qu'une pareille intervention peut être absolument innocente. Dans ce cas, l'adhérence intime entre la face postérieure de la tumeur et une anse intestinale grêle, ne fut découverte qu'après l'isolement du pylore de ses connexions épiploïques. La tumeur était mobile et rien ne faisait prévoir cette complication. Devant la gravité de l'intervention, qu'il aurait été nécessaire de faire (résection du pylore et de l'anse intestinale), M. Routier, vu l'état de la malade, crut devoir arrêter l'opération à ce stade, et ferma le ventre. Sa malade guérit et fut même soulagée pendant quelque temps. Si ce fait est instructif, il ne faut pas en déduire qu'une opération incomplète est toujours inno

____

(1) Von Hacker. *Die Magenoperationen an Prof. Billroth's Klinik,* Wien, 1886.

cente. Czerny (1) perdit une malade chez laquelle, après avoir essayé, sans succès, l'isolement complet de la tumeur, il se borna à une opération incomplète. Dans d'autres cas, des adhérences intimes pancréatiques n'ont été découvertes qu'après la section de l'estomac, il était malheureusement trop tard pour s'arrêter ; la pylorectomie fut achevée ; les malades succombèrent [Jurié (2), Lücke (3)].

Ces quelques exemples nous prouvent les difficultés que peut présenter l'exploration complète de la tumeur et de ses connexions. Mais, en général, elle éclairera suffisamment le chirurgien sur la conduite qu'il devra tenir. Si la tumeur n'est pas extirpable (trop étendue ou trop adhérente), ou qu'il existe une généralisation étendue du cancer, et que le pylore est encore assez perméable, on fermera le ventre. On aura fait une simple laparotomie exploratrice, absolument innocente. comme le prouvent les résultats des nombreuses interventions limitées à ce stade [Billroth (4), Rupprecht (5), Augustus C. Bernays [de Saint-Louis (6),] J. Link [de Lemberg (7)], Tuffier (8), Czerny, Krœnlein, Schœnborn (9), F. May (10), etc.]. La tumeur inextirpable s'accompagne-t-elle d'une forte sténose pylorique, on fera séance tenante la *gastro-entérostomie de Wœlfler*. Si la tumeur est extirpable, mais trop étendue pour permettre l'abouchement duodéno-stomacal, on aura recours à *l'opéra-*

<hr>

(1) Czerny. LXIIe Congrès des naturalistes allemands, *Centralbl. f. Chir.*, 1889, n° 51, p. 921.

(2) Jurié. *Wien. med. Wochens.*, 1881, n° 23, p. 619.

(3) G. Ledderhose. Loc. cit., 1882.

(4) Billroth. XIe Congrès de la Société allemande de chirurgie, *Berlin. Klin. Wochens.*. 17 juillet 1882, n° 29, p. 455 (Billroth rapporte vingt interventions de ce genre, toutes sans accident).

(5) Rupprecht. *Langenbeck's Archiv.*, 1883. Bd. XXIX, Heft I.

(6) A.-C. Bernays. *Annals. of Surgery*, 1887, vol. VI, p. 419 (6 cas).

(7) J. Link. *Wien. Med. Woch.*, 1887, n° 54, p. 1734.

(8) J. Belin. *Adénopathies externes à distance dans le cancer viscéral.* Thèse de Paris, 1888, p. 70.

(9) Rapportent, au LXIIe Congrès des naturalistes allemands de 1889 (loc. cit.), plusieurs interventions de ce genre, toutes bénignes. Czerny, 12 cas, Krœnlein 15, et Schœnborn plusieurs.

(10) F. May. *Munch. Med. Wochens.*, 1890, n° 21.

— 21 —

tion de Billroth, combinaison de la pylorectomie avec la gastro-entérostomie, dont nous parlerons plus loin. Enfin la *pylorectomie type* sera continuée si l'étendue de la tumeur et ses connexions le permettent.

Pour le moment, nous nous contenterons d'avoir insisté sur l'importance de ce temps de l'opération : car, l'exploration directe de la tumeur et les indications précises qu'elle doit fournir feront l'objet d'une étude plus complète qui trouvera sa place dans un autre travail.

Troisième temps. Isolement de la tumeur. — Ce temps comporte : 1° la séparation du pylore de ses attaches épiploïques normales ; 2° le détachement des adhérences anormales ; 3° l'extirpation des ganglions dégénérés ou tuméfiés ; 4° la sortie de la tumeur hors de la cavité abdominale.

·A. *Séparation des insertions épiploïques.* ·— Le pylore, saisi par un aide, soit avec les doigts, soit avec une pince de Museux (Lücke), est attiré vers la plaie abdominale. Puis on procède à la séparation de ses deux ligaments (petit et grand épiploons). On commence toujours par détacher l'inférieur. La section peut être faite de différentes manières : 1° Billroth sectionne au bistouri les points transparents, avasculaires, tandis que les cordons vasculaires, saisis par deux pinces hémostatiques, sont divisés, au thermocautère, entre deux ligatures ; 2° Rydygier arrache simplement les parties avasculaires et sectionne au bistouri, entre deux ligatures, les parties vasculaires ; 3° Lücke (1) isole avec une sonde cannelée des cordons de l'épiploon, de l'épaisseur du doigt, qu'il coupe aux ciseaux entre deux ligatures ; 4° Edgard Kurz [de Florence (2)] cherche à abréger la durée de ce temps opératoire, en diminuant le nombre de ligatures. Après avoir pincé les tractus épiploïques avec deux pinces hémostatiques, il pose des ligatures, seulement du côté colique de l'épiploon, enlève les pinces de ce côté, et laisse en place celles qui sont du côté de la tumeur ;

---

(1) Lᴇᴅᴅᴇʀʜᴏsᴇ. Loc. cit., 1882.
(2) E. Kᴜʀᴢ, *Deutsch. Med. Wochens.*, 15 décembre 1887, p. 1089.

il sectionne ensuite les tractus entre les pinces et les ligatures. Les pinces laissées en place du côté de la tumeur seront enlevées avec cette dernière. De cette façon, on a évité toute une rangée de ligatures (15 à 20 dans quelques cas). Pour ne pas être gêné pendant l'opération par la présence des pinces, Kurz emploie de petites pinces spéciales dont on peut enlever la poignée ; 5° Rawdon [de Liverpool (1)] pédiculise les connexions épiploïques, les transfixe et les lie par une ligature en chaîne, pour les sectionner ensuite ; 6° d'autres, enfin, font, avec une aiguille à anévrysmes, plusieurs ligatures doubles, en masse, et coupent les tractus ainsi isolés entre les ligatures. La *méthode de choix* me paraît être celle qu'emploie Rydygier. Le thermocautère me paraît inutile, si les ligatures sont bien faites. L'emploi des pinces laissées en place me paraît, malgré le temps qu'elles font gagner, chose toujours très importante dans cette opération, devoir être rejeté : la présence des pinces pouvant gêner beaucoup le chirurgien dans les manœuvres ultérieures et toujours très délicates. Enfin, on ne saurait trop proscrire la ligature en masse des segments étendus du ligament gastro-colique, car elles lâchent facilement. Après avoir séparé la tumeur du ligament gastro-colique, on procède de la même façon pour en détacher le petit épiploon, mais ici les ligatures sont quelquefois plus difficiles à faire.

Une règle absolue dont il ne faut jamais dévier, c'est de ne séparer les épiploons que dans l'étendue de la région duodéno-pylorique qu'on se propose d'enlever. Un détachement dépassant ces limites pourrait amener une gangrène consécutive et la désunion de la ligne de suture duodéno-stomacale, privée de ses vaisseaux nourriciers. Ce fait a été prouvé par les expériences de Madelung (2) et celles de Rydygier (3), pour la résection de l'intestin, il est aussi exact pour celle du pylore.

Enfin, après avoir ainsi séparé le pylore de ses deux ligaments, il faudra sectionner le repli séreux qui le fixe au

(1) RAWDON. *The Lancet*, 12 avril 1890, p. 800.
(2) MADELUNG. *Verhand. der Deuts. Gesellsch. f. Chir*, 1881, p. 115.
(3) RYDYGIER. *Berlin. Klin. Woch.*, 1881, n° 41.

plancher de la région : *cloison médiane de l'arrière-cavité des épiploons.* La section de ce repli demande une certaine attention, car elle expose à la blessure de l'artère coronnaire. Je tiens à faire connaître ce temps opératoire qui n'a pas été encore indiqué par aucun auteur.

Plus on avance dans le décollement des ligaments péritonéaux, et plus l'estomac peut être attiré hors de l'abdomen, de sorte que l'on peut accomplir ce temps presque en dehors de la cavité abdominale. Une fois la tumeur complètement isolée, s'il n'existe pas d'autres adhérences, la sortie du viscère sera facilement obtenue. Madelung propose même, pour isoler encore mieux le champ opératoire de la cavité péritonéale, de diminuer la plaie abdominale, une fois les viscères sortis au dehors, par quelques sutures provisoires. Ceci fait on glisse sous la tumeur des compresses antiseptiques chaudes, qui la soulèvent au-dessus des téguments abdominaux et l'en isolent. Enfin, on entoure l'estomac et le duodénum de mêmes compresses. Le troisième temps est terminé.

Je n'ai envisagé jusqu'ici que la tumeur idéale, celle qui ne présente aucune adhérence anormale et ne se complique pas de métastase cancéreuse. Voyons maintenant comment on agira dans les cas où ces dernières existent, ce sont, du reste, les plus fréquents.

B. *Destruction des adhérences.* — Il faut distinguer parmi les adhérences : celles qui se font par l'intermédiaire de tractus assez longs et les intimes. Les premières, n'importe où elles se trouvent, pourront être facilement détruites en le sectionnant entre deux ligatures, soit au thermocautère (Billroth), soit au bistouri (Rydygier), ou mieux encore aux ciseaux ; les adhérences intimes, au contraire, seront souvent très difficiles à détruire. Du reste, leur gravité et les difficultés opératoires qu'elles créent, sont variables suivant l'organe avec lequel elles unissent la tumeur. Nous les distinguerons donc en : *pariétales, épiploïques* et *viscérales.*

a. Les *adhérences pariétales* seront, en général, faciles à détruire. Mais si elles sont de nature cancéreuse et se compliquent d'une infiltration de la paroi abdominale antérieure, on sera forcé de réséquer une portion de cette dernière, comme le fit Trendelenburg (1) dans un cas.

b. Les *adhérences épiploïques*, unissant la tumeur au grand et au petit épiploons, sont quelquefois si étendues et si étroites que la séparation de la tumeur est rendue très laborieuse. Kocher (2) rencontra ces difficultés dans deux cas.

c. Les *adhérences viscérales* sont de beaucoup les plus importantes. Nous étudierons successivement les *hépatiques*, les *pancréatiques* et les *intestinales*.

1° *Adhérences hépatiques.* La séparation de la tumeur intimement adhérente au foie est souvent très laborieuse. Kocher (3) dut enlever tout le lobe gauche du foie intimement adhérent à la tumeur pylorique et envahi par le cancer; il dut arrêter une forte hémorrhagie; le malade mourut vingt-quatre heures après de collapsus. Billroth (4) enleva, au thermocautère, une languette longue de deux centimètres, large de 1 centimètre du bord du foie adhérent à la tumeur, la malade succomba le sixième jour de péritonite. Ceci nous montre combien l'intervention peut se compliquer du fait de ces adhérences hépatiques; mais il faut ajouter qu'elles sont assez rares.

2° Les *adhérences pancréatiques* sont, au contraire, très fréquentes. Leur gravité est telle que pour la plupart des chirurgiens elles doivent contre-indiquer l'opération D'après les difficultés opératoires que peut présenter leur destruction, nous les diviserons en trois groupes : 1° celles qu'on peut détruire sans intéresser le tissu pancréatique; 2° celles qu'on ne peut séparer qu'en blessant *le tissu glandulaire;* 3° enfin, celles qui nécessitent une *extirpation* d'une portion de la *glande.*

1) Inutile d'insister sur les adhérences dont la séparation peut se faire sans léser la glande. Il faut savoir pourtant qu'elles peuvent être quelquefois très vasculaires, et qu'il faut les sectionner entre deux ligatures et même au thermocautère.

(1) T. Neitzert. Loc. cit., 1889 p. 41 (Obs. II).
(2) B. Streit. Loc. cit., 1888.
(3) Kocher. *Corresp. Bl. f. Schw. Ærzte,* 1er déc. 1888, n° 23, p. 565.
(5) V.-R. Von Hacker. *Die Magenoperationen,* etc., Wien. 1886, p. 19 (Obs. V).

2) Souvent ou ne peut séparer la tumeur du pancréas qu'après avoir entamé le tissu glandulaire. La *blessure du pancréas* peut avoir des conséquences ultérieures graves (issue du suc pancréatique, péritonite, etc.). Nous les étudierons ailleurs. Mais elle donne surtout lieu à une *hémorrhagie interstitielle* du parenchyme glandulaire, dont on ne peut se rendre maître que par l'application de nombreuses ligatures faites dans la substance glandulaire même. Ces ligatures sont difficiles à appliquer, les fils en glissent, et malgré des cautérisations au thermocautère, l'hémostase peut être imparfaite. Dans un cas de Billroth (1), une fois le ventre fermé le pancréas saigna, le sang s'épancha dans la cavité abdominale, et le malade succomba. La blessure du pancréas peut être encore plus profonde. Lücke (2) entama si profondément le tissu glandulaire qu'il mit à nu la veine porte dans une grande étendue (quelques centimètres) ; à l'autopsie, on constata que la tête du pancréas avait été presque séparée du reste de la glande. Bardenheuer (3) blessa le canal de Wirsung. Berns [d'Utrecht (4)] lia le pancréas et mit à nu la veine cave sur une étendue de 10 centimètres. La malade succomba quatre heures après l'opération. Billroth (5) blessa et lia ensuite la veine colique moyenne, la malade succomba cinq heures après de collapsus.

M. Reynier (6), en séparant la tumeur du pancréas, qui saignait abondamment, aperçut au fond de la plaie les battements aortiques et une énorme veine de 3 centimètres de diamètre(?) « au niveau de la tête du pancréas, on fait avec cet organe un pédicule contenant l'artère splénique et sa veine, que l'on étreint avec une corde de caoutchouc et que l'on abandonne dans le ventre ». La malade succomba douze heures après l'opération. Que faut-il faire en pareils cas ? La meilleure conduite est de leur appliquer une opération palliative et de s'abstenir de réséquer des tumeurs de ce genre.

(1) Von Eiselsberg. Loc. cit., 1889 (Obs. X).
(2) Lederhose. Loc. cit., 1882.
(3) Bardenheuer. *Centralbl. f. Chir.*, 1882, n° 46.
(4) Berns. *Wien., Med. Woch.*, 1881, n° 50.
(5) Von Eiselsberg. Loc. cit., 1889 (Obs. VI).
(6) Reynier. *Gazette des hôpitaux*, 1890, n° 126, p. 1166.

Pourtant une hémorrhagie due à la blessure superficielle du pancréas pourra, dans quelques cas, être maîtrisée. E. S. Perman [de Stockholm (1)] obtint la guérison dans un cas de ce genre.

3) Dans un certain nombre de cas, on ne put obtenir la libération de la tumeur qu'en *enlevant une portion du pancréas*. Obalinski (2) n'enleva qu'une bande de 3 millimètres d'épaisseur de la tête du pancréas. Sa malade guérit. Jurié [de Vienne (3)] extirpa une partie du pancréas (?), le résultat fut fatal. Billroth (4) réséqua la tête du pancréas, le suc pancréatique s'écoula dans la cavité abdominale, la malade mourut de péritonite. Socin [de Bâle (5)], dans un cas où la tumeur entourait la tête du pancréas, dut enlever celle-ci ; et, ayant blessé l'artère gastro-duodénale, lia l'artère hépatique ; le malade succomba six heures après.

Telles sont les difficultés et les résultats que nous réserve la destruction des adhérences pancréatiques intimes. Nous verrons ailleurs qu'elles sont de nature à contre-indiquer la résection pylorique dans ces cas.

d. Adhérences intestinales. — L'adhérence à une anse de *l'intestin grêle* n'a été rencontrée que dans deux cas : par H. Tillmanns [de Leipzig (6)] et Girardo Bigi [de Perugia (7)]. La séparation de la tumeur ne présenta pas de difficultés, mais les deux malades succombèrent rapidement, dont une de diarrhée profuse (Bigi).

Les adhérences avec le *colon transverse* ou avec son *mésocolon* acquièrent une grande importance, par leur fréquence et leur gravité. L'union de la tumeur et du colon transverse peut s'établir de deux manières : par des adhérences plus ou moins intimes, mais en somme destructibles, ou par une extension du cancer pylorique au colon, d'où union

---

(1) E.-S. PERMAN. *Centralbl. f. Chir.*, 1890, n° 29, p. 750.
(2) OBALINSKI et JAWORSKI. *Wien. Klin. Wochens.*, 1889, n° 5, p. 85.
(3) JURIÉ. *Wiener Med. Wochens.*, 1881, n° 23.
(4) BILLROTH. *Centralbl. f. Chir.*, 1882, n° 21, et VON HACKER. Loc. cit., p. 46.
(5) SOCIN. *Corresp. Bl. °. Schw. Aerzle*, 1884, n° 21, p. 513.
(6) H. TILLMANNS. *Berlin. Klin. Wochens.*, 21 août 1882, n° 31, p. 530.
(7) G. BIGI. *Raccogitore medico*, 30 novembre 1882, n° 20), p. 461.

étroite et indestructible des deux organes. Dans ce dernier cas, on n'a qu'une ressource : la résection concomitante du segment du colon envahi par la tumeur. Les deux fois où cette intervention a été faite, les malades succombèrent, l'un de péritonite purulente le deuxième jour [Socin, de Bâle (1)], l'autre de gangrène des bords de la plaie au niveau du colon réséqué [Heinecke (2)]. Il est plus fréquent de rencontrer des adhérences destructibles. Mais alors même la séparation des deux organes ne sera obtenue, qu'après avoir détaché le méso-colon transverse du colon, dans toute l'étendue où ce dernier adhère au pylore cancéreux. Or, si ce détachement peut quelquefois n'avoir aucune influence sur le résultat opératoire, comme dans les cas de Rydygier (3), Schramm (4) et Heinecke (5), le plus souvent, il entraîne une gangrène consécutive de la portion correspondante du colon, et la mort par péritonite; complication signalée dans cinq pylorectomies : Molitor (6) Czerny (7) [deux cas], Küster (8), Hans Schmid [de Stettin (9)]. Dans d'autres cas enfin, les opérés ont succombé trop rapidement après l'opération (vingt-quatre à trente heures) de collapsus [Wœlfler (10), E.-S. Perman (11)], de péritonite septique [Billroth (12)] ou purulente par perforation [Heinecke (13)], pour que la gangrène du colon détaché ait eu le temps de se produire. En somme, il s'agit là d'une lésion fréquente et très grave qu'il faut conjurer. Mais comment? Les expériences de Litten et Conheim, celles surtout de

---

(1) A. Socin, K. Haoknbach et C. Hæoler, *Jahresbericht ueber die chirurgische Abtheilung des Spitals zu Basel*, 1888, Basel 1889, p. 222.
(2) Hermann Von Kolb. Loc. cit., p. 16 (Obs. IV).
(3) Rydygier. *Deuts. Zeits. f. Chir.*, 1885, Bd. XXI, p. 510.
(4) Schramm. *Centralbl. f. Chir.*, 19 mars 1887, n° 12, p. 219.
(5) Hermann Von Kolb. Loc. cit., p. 17 (Obs. VI).
(6) Gutsch. *Langenbeck's Archiv.*, 1883, Bd. XXIX, Heft 3.
(7) Czerny. *Wien. Med. Wochens.*, 1881, nᵒˢ 17, 18 et 19, p. 491.
(8) Küster. *Centralbl. f. Chir.*, 1881, n° 45.
(9) H. Schmid. *Centralbl. f. Chir.*, 1890, n° 1, p. 18.
(10) Von Hacker. Loc. cit., 1886, p. 21 (Obs. XIV).
(11) E.-S. Perman. *Centralbl. f. Chir.*, 1890, n° 39, p. p. 750.
(12) Von Hacker. Loc. cit., 1886, p. 20 (Obs. VIII).
(13) H. Von Kolb. Loc. cit., 1887, p. 23 (Obs. IX).

Madelung (1) et de Rydygier (2) avaient démontré que
le détachement du mésentère de l'intestin sur une certaine
étendue (10 à 15 centimètres) amenait toujours (Madelung),
ou souvent (Rydygier), la gangrène de l'anse intestinale correspondante. Dans des expériences ultérieures, Rydygier (3)
précisa mieux dans quelles conditions la gangrène de l'intestin se produit. Si le méso est séparé de l'intestin intact
(comme dans le cas de destruction d'adhérences coliques)
tout près de ce dernier, la gangrène est fatale même si le
détachement est fait sur une très petite étendue, car on
détruit les vaisseaux nourriciers après leur anastomose en
arcade et la circulation collatérale ne peut plus assurer
l'irrigation de la portion intestinale isolée. Le détachement
est-il fait plus loin de l'intestin, par exemple au-dessus de
la division en arcades des vaisseaux, la gangrène se pro-
duira ou non, tout dépendra de l'étendue de la séparation.
Ceci nous explique les résultats favorables des détachements
d'adhérences coliques. Rydygier ne sépara le colon de son
méso que dans une étendue de 5 centimètres, Schramm ne
précise pas, mais Heinecke ne dépassa pas trois travers de
doigt. Donc, dans certains cas, on pourra détacher le méso-
colon transverse et séparer la tumeur qui y adhère sans
crainte de voir survenir la gangrène du colon. Mais quelle
est l'étendue permise dans laquelle on peut impunément
séparer le colon de son méso. Rydygier ne précise pas,
Zesas le permet dans une étendue de 4 centimètres, pas au
delà, C. Orechia et G.-B. Chiarella (4) ont prouvé par de
nombreuses expériences, que cette limite peut être élargie : l'isolement sur une étendue de 15 centimètres (intestin gros ou grêle) peut être supporté, mais, cependant, au
delà de 9 centimètres, commence le danger de la gangrène ;
en somme, sur une étendue de 9 centimètres, on pourrait
séparer sans inconvénient le colon de son méso. Les cas où

---

(1) Madeluno. Loc. cit.

(2) Rydygier. *Berlin. Klin. Wochens.*, 1881, n° 41.

(3) Rydygier. *Berlin. Klin. Wochens.*, 1882, n° 38, et *Deutsch. Zeit. f. Chir.*, 1885, Bd. XXI, p. 546.

(4) C. Orechia et G.-B. Chiarella. *Centralbl. f. Chir.*, 28 juin 1889, n° 4, p. 71.

ces règles pourront être observées sont rares, aussi a-t-on cherché d'autres moyens pour prévenir cet accident. Czerny (1) ayant trouvé à l'autopsie de son premier cas, où la gangrène du colon avait été produite par la section de son méso, des anses de l'intestin grêle faisant hernie par le trou du méso-colon transverse, et passant entre l'estomac et le colon très déplacé en bas, crut que la gangrène du colon tenait à la hernie de l'intestin grêle ayant produit la tension extrême de l'épiploon gastro-colique et du méso-colon transverse. Aussi, dans une deuxième opération, il fixa le colon transverse à la grande courbure de l'estomac, pour empêcher la hernie de l'intestin grêle de se produire. Mais la gangrène du colon eut lieu tout de même. Aussi proposa-t-il la résection de la portion du colon séparée de son méso, comme seule conduite susceptible d'éviter ces accidents. Lauenstein (2), le premier qui ait vu se produire cet accident, avait déjà proposé la résection du colon détaché. En 1885 (3), le même auteur propose deux autres moyens pour éviter cette gangrène du colon : 1° de faire la gastro-entérostomie de Wœlfler à la place de la double résection pylorique et colique ; 2° d'éviter si possible la section du méso-colon, en détachant la séreuse de la face postérieure du pylore et l'abandonnant dans la cavité abdominale avec les parties qui lui sont adhérentes. Mais ce dernier moyen n'est applicable qu'aux tumeurs bénignes du pylore. Rydygier (4) dit que si l'anse détachée change de coloration il faut la réséquer, sinon la respecter.

Pour *conclure*, je dirai : 1° si on peut séparer le colon du pylore cancéreux en réséquant une partie du méso-colon transverse près de sa racine, on peut continuer l'opération, car la ligature de l'artère colique moyenne sera bien supportée [C. Orechia et Chiarella (5)] ; 2° si on est forcé de détacher le méso-colon tout près du colon, au lieu de faire

(1) Czerny. *Wiener Med. Wochens.*, 1881, n°ˢ 17, 18 et 19.
(2) Lauenstein. *Centraibl. f. Chir.*, 1882, n° 9, p. 137.
(3) Lauenstein. *Centralbl. f. Chir.*, 1885, n° 8.
(4) Rydygier. *Deuts. Zeits. f. Chir.*, 1885, Bd. XI, p. 546.
(5) Orechia et Chiarella. Loc. cit.

la résection de celui-ci, opération grave, abandonner la pylorectomie, et la remplacer par une opération palliative : la gastro-entérostomie.

C. *Extirpation des ganglions dégénérés ou des noyaux cancéreux.* Les *ganglions*, tuméfiés ou dégénérés, pourront être facilement enlevés s'ils siègent le long du pylore ou dans les épiploons. Les ganglions profonds, rétro-péritonéaux, sont souvent très difficiles à extirper. Sydney Jones (1), en enlevant des ganglions près de la tête du pancréas, eut une hémorrhagie considérable, surtout veineuse ; de plus, il dut lier l'artère pylorique blessée ; le malade mourut dix heures après. Billroth eut aussi une forte hémorrhagie en enlevant un seul ganglion rétro-péritonéal. Disons, enfin, que, dans quelques cas, ils ont pu passer inaperçus pendant l'opération, on les a découverts à l'autopsie [Billroth (2), Krœnlein (3), Lücke (4), Billroth (5), Bardeleben (6), Edgard Kurz (7), Georges Buchanan, de Glascow (8)].

Extension viscérale. — Nous avons parlé de l'extension du cancer au colon transverse, on peut rencontrer de grandes difficultés par suite de l'extension du cancer dans le *petit épiploon*. Baikoff (9) fut forcé de poser 100 ligatures pour isoler le cancer infiltré dans le petit épiploon. L'extension au *foie* peut mener à la résection d'une partie du viscère, nous l'avons déjà dit (Kocher, Billroth). Enfin, C.-J. Rossander [de Stockholm (10)] enleva une tumeur du volume d'une petite lentille dans le tissu *pancréatique* : hémorrhagie opiniâtre n'ayant cédé qu'à la ligature en masse du pancréas, le malade mourut le quatrième jour. Les noyaux cancéreux

(1) S. Jones. *The Lancet*, 25 novembre 1882, t. II, p. 889.
(2) Billroth. *Wien. Med. Wochens.*, 1882, n° 14.
(3) Krœnlein. *Corresp. Bl. f. Sch. Ærtze*, 15 juillet 1882, n° 14, p. 446.
(4) Ledderhose. Loc. cit., 1882.
(5) Von Hacker. Loc. cit., p. 21 (Obs. XI).
(6) Bardeleben. *Charité Annalen*, Berlin 1885, p. 412.
(7) E. Kurz. *Deuts. Med. Wochens.*, 16 décembre 1887, n° 50, p. 1088.
(8) Buchanan. *Brit. Med. Journ.*, 24 mars 1888.
(9) Baikoff. *Vratch*, 1883, vol. IV, n° ., p. 123.
(10) Rossander. *Centralbl. f. Chir.*, 1er février 1889, n° 5, p. 102.

dans l'épiploon sont faciles à enlever, inutile d'y insister. Enfin, de vastes infiltrations cancéreuses de la région rétro-péritonéale, autour des gros vaisseaux et dans le foie, ont pu passer inaperçues (1).

Quatrième temps. Pylorectomie ; excision du pylore cancéreux. — Une fois la tumeur sortie du ventre et isolée de la paroi abdominale, comme nous l'avons dit, on procédera à l'extirpation du pylore. Mais avant d'inciser l'estomac et le duodénum, il faut assurer par un moyen quelconque l'occlusion parfaite des deux organes, de façon que leur contenu ne puisse par sortir et infecter le champ opératoire. Donc deux temps : occlusion des lumières et excision de la tumeur. Étudions-les séparément :

A. *Occlusion des lumières.* — Voyons d'abord quels sont les moyens dont on dispose, nous ferons ensuite notre choix.

1° *Occlusion manuelle.* — Employée par Gussenbauer et Winiwarter (2) et par Kaiser dans leurs pylorectomies expérimentales, et par M. Péan sur l'homme, elle a été vulgarisée et soutenue par Billroth. Deux aides, un pour l'estomac, l'autre pour le duodénum, ferment la cavité correspondante en comprimant entre le pouce et l'index des deux mains les parois de l'organe, près du point où doit passer l'incision. Quelquefois, un seul aide peut suffire pour l'occlusion des deux lumières (si l'estomac n'est pas trop ectasié).

2° *Occlusion instrumentale.* — Plusieurs instruments ont été préconisés, nous décrirons les plus usités :

a. *Compresseur de Gussenbauer.* — C'est un instrument analogue à l'entérotome de Dupuytren, dont les branches sont recouvertes d'une couche de gomme élastique. On en applique un sur chaque organe : estomac et duodénum. Billroth (3) s'en est servi une fois, William Stokes (4) a

(1) KRŒNLEIN. Loc. cit.
(2) GUSSENBAUER et WINIWARTER. *Langenbeck's Archiv.*, 1876, Bd. XIX, Heft. 3, p. 347.
(3) VON HACKER. Loc. cit., p. 21 (Obs. VIII).
(4) W. STOKES. *Brit. Med. Journ.*, 3 mai 1890, p. 997.

employé aussi l'entérotome de Dupuytren à branches recouvertes de tubes de caoutchouc.

b. Compresseur élastique ou clamp de Wehr-Rydygier. — Employé par Victor Wehr (1) dans ses expériences et par Rydygier (2) dans sa première résection pylorique, ce compresseur se compose de deux tiges de fer plates, longues de 13 à 15 centimètres, larges de trois quarts de centimètre, présentant aux deux extrémités des échancrures profondes pour recevoir le fil qui doit les appliquer l'une contre l'autre. Au moment de s'en servir on les recouvre de tubes de caoutchouc antiseptiques, de 2 centimètres plus courts que les tiges, de façon que les extrémités de ces dernières puissent les dépasser. On les applique de la façon suivante : on commence par l'estomac, une tige est placée sur la paroi postérieure de l'organe, puis on place la deuxième sur la paroi antérieure. Les extrémités libres des tiges, débordant l'estomac par en haut et par en bas, sont reliées ensemble avec un fil de soie, ou mieux encore avec un anneau ou un fil de caoutchouc, on serre les fils de façon à obtenir une pression suffisante. On place ensuite et de la même manière le compresseur duodénal. Les deux compresseurs doivent être appliqués à 1 centimètre et demi au delà de la tumeur. Ordinairement on peut les placer ainsi sans avoir besoin de détacher les épiploons au delà des limites de la tumeur. Dans les cas où cela est difficile, il ne faut pas quand même détacher les épiploons plus loin, on appliquera les tiges sur les épiploons, et leurs extrémités seront réunies par le fil conduit à travers les épiploons. De cette façon, le compresseur se trouve fixé aux liens péritonéaux de l'estomac et du duodénum, et on sera mieux garanti contre la possibilité de les voir glisser et lâcher les parois qu'ils doivent comprimer.

c. Compresseur de Czerny. — Czerny se sert, pour l'occlusion stomacale seulement, de deux tubes en verre recouverts de tubes de caoutchouc, et liés à leurs extrémités par du fil de soie.

(1) V. Wehr. *Deuts. Zeits. f. Chir.*, 1882, Bd. XVIII, p. 93.
(2) Rydygier. *Deuts. Zeits. f. Chir.*, 1881, Bd. XIV, Heft. 3 et 4, p. 252.

d. *Pinces à pression.* — Lücke (1) a employé pour l'occlusion de l'estomac des pinces à branches parallèles recouvertes de drains. Randolph Winslow [de Baltimore (2)] ferme l'estomac avec des pinces à mors recouverts de caoutchouc. M. Reynier a obtenu l'occlusion avec des pinces à pédicule à mors garnis de caoutchouc : deux pinces circonscrivaient l'incision gastrique, deux autres la duodénale. La section fut faite ainsi entre les pinces correspondantes. Kocher (3) a élevé l'emploi des pinces à la hauteur d'une véritable méthode. Voici le *procédé de Kocher :* il circonscrit la tumeur avec deux longues pinces à pression, pour éviter l'issue du suc cancéreux qu'elle contient. Puis il applique sur l'estomac, un peu en dehors du point où doit passer l'incision, deux pinces : une pince à pédicule de Billroth comprime la partie supérieure de l'estomac à partir de la petite courbure jusque près de la grande, c'est-à-dire dans toute l'étendue où la plaie gastrique sera ultérieurement fermée ; une pince plus petite est posée sur la grande courbure jusqu'à la rencontre de l'extrémité inférieure de la première, elle ferme ainsi la partie de la lumière gastrique qui est réservée pour l'insertion du duodénum. On ferme de la même façon, mais par une seule pince, la lumière du duodénum. Pourtant, pour ce dernier, Kocher emploie aussi d'autres procédés de fermeture dont nous parlerons plus loin. Donc, les incisions gastrique et duodénale sont faites entre les pinces fermant la lumière du pylore cancéreux et les pinces gastriques et duodénales.

3° Occlusion par la ligature élastique ou non. — La ligature, avec un *tube de caoutchouc,* proposée par Czerny, a été employée pour l'occlusion des deux lumières gastrique et duodénale par Hans Schmid [de Stettin (4)], et, pour celle du duodénum seulement, par H.-G. Rawdon [de Liverpool (5)]. La

---

(1) LEDDERHOSE. Loc. cit., 1882.
(2) R. WINSLOW. *The Amer. Journ. of Med. Sc.,* 1881, t. LXXXVIII, p. 446.
(3) KOCHER. *Centralbl. f. Chir.,* n° 45, et B. STREIT. Loc. cit., 1888.
(4) H. SCHMID. *Centralbl. f. Chir.,* 14 janvier 1890, n° 1, p. 18.
(5) H.-G. RAWDON. *The Lancet,* 12 avril 1890, p. 800.

ligature avec un gros *fil de soie* antiseptique, proposée par Scheede (de Hambourg), a été employée pour l'occlusion du duodénum [Kocher (1), Scheede (2), Bardenheuer (3), Kitajewski (4), Billroth (5)]. Zanaboni [de Conegliano (6)] fit l'occlusion des deux lumières par la ligature avec une tresse de soie phéniquée. La ligature, avec une *bande de gaze iodoformée*, a été employée surtout par Billroth, dans ses dernières opérations (7), pour l'occlusion des deux lumières (trois fois) ou pour la duodénale seulement (quatre fois). Ses élèves, Wœlfler et von Eiselsberg, l'ont employée aussi.

4° *Procédé de Rydygier pour l'occlusion du duodénum.* — Dans ce cas, devant la difficulté d'appliquer son compresseur sur le duodénum, Rydygier (8) ferma ce dernier par le procédé suivant. Au niveau de chaque bord du duodénum, en haut et en bas, il fait passer une anse de fil de soie à travers l'épiploon et la paroi intestinale. Les extrémités de chaque anse sont tirées en direction opposée, l'intestin est tendu dans le sens transversal, aplati d'avant en arrière et suffisamment fermé; de plus, cette traction s'oppose à ce que le duodénum se retire dans la cavité abdominale, comme cela arrive souvent.

Choix du procédé à employer. — *L'occlusion manuelle* présente quelques défauts, l'aide peut se fatiguer et la fermeture être incomplète; le contenu gastro-duodénal s'écoule et infecte le champ opératoire, et peut tomber même dans la cavité abdominale [Nicolaysen, de Christiania (9), Molitor, de Carlsruhe (10)]. Billroth a reconnu lui-même les imperfections de cette méthode; dans ses dernières opérations il lui

(1) B. STREIT. Loc. cit., 1883

(2) SCHEEDE. *Centralbl. f. Chir.*, 1886, p. 221.

(3) BARDENHEUER. *Die drainirung der Peritonealhœhle*, Stuttgard 1881.

(4) KITAJEWSKI. *Centralbl. f. Chir.*, 1881, n° 49.

(5) VON EISELSBERG. Loc. cit., 1889.

(6) ZANABONI. *Raccoglitore medico*, 10 décembre 1883, p. 620.

(7) VON EISELSBERG. Loc. cit., 1889.

(8) RYDYGIER. *Deuts. Zeits. f. Chir.*, 1885. Bd. XXI, p. 516.

(9) NICOLAYSEN. *Nord. Med. Arkiv.*, 1881, Bd. XIII, n° 27.

(10) GUTSCH. *Langenbeck's Archiv*?, 1883, Bd. XXIX, Heft. 3.

a préféré l'occlusion par d'autres moyens, nous l'avons déjà
dit. Le *clamp de Rydygier* est difficile à appliquer si l'estomac ou le duodénum ne peuvent pas être suffisamment
attirés hors de l'abdomen. Rydygier l'a reconnu pour le
duodénum. Il peut gêner l'opérateur pendant l'application
des sutures. Baikoff(1) a été forcé de l'enlever pour pouvoir
continuer l'opération. Il prédisposerait aussi à l'hémorrhagie des parois après leur suture; ces hémorrhagies
secondaires sont comparables à celles qui se produisent
après l'application de la bande d'Esmarch, et on peut être
forcé, dans ces cas, d'enlever quelques points de suture
pour arrêter l'hémorrhagie; on s'expose ainsi à la sortie
possible du contenu gastro-duodénal et à l'infection de la
plaie (Kocher). Aux *pinces*, on peut adresser le grand re-
proche de favoriser la gangrène des lèvres de la plaie et la
désunion de la suture. Je dois dire pourtant que cet accident n'est signalé dans aucune observation; aussi me
semble-t-il plutôt théorique. En somme, tous les moyens
d'occlusion paraissent avoir leurs inconvénients. Faut-il
pour cela les abandonner, et se contenter d'ouvrir la cavité
gastrique, de la vider et de la nettoyer comme le fait Trendelenburg (2), par exemple? Je ne le crois pas. Je crois
même qu'une occlusion très sévère a une grande importance. Aussi je pense qu'on pourrait l'obtenir de la façon
suivante : de *chaque côté de la tumeur*, fermer sa cavité par
des longues *pinces de Péan*, ces pinces seront fortement
serrées, car à ce niveau on n'a besoin que d'une chose,
d'une occlusion sévère; l'attrition, même très prononcée,
des parois ne peut avoir aucun inconvénient, car les tissus
comprimés seront enlevés avec la tumeur. Sur l'*estomac* on
pourra se servir des mêmes pinces, mais à branches recouvertes de drains, ou simplement de gaze iodoformée;
cette précaution sera suffisante pour rendre plus douce la
compression exercée. Deux pinces de ce genre, une appliquée
de haut en bas et comprenant la petite courbure, l'autre de
bas en haut sur la grande courbure, seront suffisantes pour

<hr>

(1) Baikoff. *Vratch*, 1883. n° 8, p. 123.
(2) Th. Neitzert. Loc. cit., 1889.

fermer complètement la lumière gastrique (je me suis assuré de ce fait sur des cadavres bien des fois). Quant au *duodénum*, toutes les fois que la chose sera possible, on fera avantageusement l'occlusion avec une pince comme pour l'estomac. Si on ne peut appliquer la pince, ce qui arrivera bien rarement, on le liera avec une tresse formée de 5 à 6 fils de soie; et on y ajoutera deux anses de fil de soie passées à travers les épiploons et les parois duodénales à la manière de Rydygier. Sur des cadavres, j'ai exécuté à plusieurs reprises cette occlusion duodénale; elle a toujours été parfaite, car on associe ainsi la ligature qui ferme complètement la lumière, aux moyens de traction et de fixation du duodénum à l'aide des anses passées à travers ses parois.

Le procédé que je viens de recommander a la supériorité de la simplicité; il ne réclame aucun instrument spécial, quelquefois difficile à se procurer; de plus, on peut manier très facilement l'estomac et le duodénum, grâce aux poignées des pinces.

B. *Excision du pylore*. — Après avoir enlevé le pylore, on se trouve en présence de deux orifices de calibre différent qu'il s'agira d'aboucher ensemble. Si la différence de calibre n'est pas très grande on pourra arriver à les égaliser en agrandissant au moyen d'une incision très oblique l'orifice le plus petit. Mais d'ordinaire on sera forcé de diminuer l'orifice gastrique, et de l'amener au calibre du duodénum. On y arrivera en fermant dans une certaine étendue la plaie stomacale (*suture d'occlusion* ou de fermeture). Quelle est la partie de la lumière gastrique qu'on fermera et à quel endroit réservera-t-on l'orifice nécessaire à l'abouchement du duodénum? Dans quelques cas, le siège des lésions et leur étendue pourront commander la conduite à tenir. Mais, alors même, on n'oubliera pas qu'il faut chercher à donner à l'estomac une forme qui se rapproche le plus de la normale, et qu'il faudra aboucher le duodénum, là où le fonctionnement du nouveau pylore se trouvera le mieux assuré. Or, pour atteindre ce but, on a incisé l'estomac et le duodénum de diverses façons. Nous allons décrire les diverses incisions proposées, après quoi nous choisirons celle qui nous paraîtra la meilleure.

1° *Incision oblique ovalaire de Wehr* (1). — L'auteur a cherché à obtenir l'égalisation des deux orifices gastrique et duodénal, sans avoir recours à la fermeture d'une partie de la lumière gastrique. Il taille le duodénum très obliquement de haut en bas et de droite à gauche, et obtient un orifice duodénal de forme ovalaire terminé en bas par un long lambeau angulaire. La taille de l'estomac est faite aussi, obliquement, dans le même sens, mais moins que celle du duodénum. Les deux calibres se trouvent égalisés de cette façon, et l'abouchement peut se faire, sans avoir besoin de diminuer l'orifice gastrique. Wœlfler (2) ne croit pas qu'on puisse obtenir de cette façon l'égalisation des lumières. Wehr lui fait observer qu'il ne propose son incision que dans les cas où la différence des calibres n'est pas au-dessus du double. Rydygier (3) la croit suffisante aussi dans les cas de différences peu considérables entre les deux orifices, après l'excision de tumeurs de petit volume.

2° *Incision verticale de Billroth*. — Section de l'estomac et du duodénum verticalement, fermeture de l'ouverture gastrique jusqu'à ce qu'elle ait le même diamètre que le duodénum. L'ouverture stomacale peut être fermée en haut ou en bas suivant qu'on veut insérer le duodénum en bas ou en haut. Cette incision est mauvaise, d'abord parce qu'elle ne rétablit pas la forme de l'estomac normal; ensuite, et surtout, parce que, si on insère le duodénum en haut, il reste au-dessous du nouvel orifice gastro-duodénal une poche, un cul-de-sac dans lequel les aliments s'accumulent et ont de la peine à pénétrer dans le duodénum, d'autant plus qu'il se produit, au niveau de la réunion gastro-duodénale, une couture très prononcée. Billroth (4), après l'avoir employée deux fois, l'a complètement abandonnée. Nous n'en parlerons plus.

(1) V. Wehr. *Deuts. Zeits. f. Chir.*, 1882, Bd. XVII, p. 93.
(2) Wœlfler. Loc. cit.
(3) Rydygier. *Volkmann's Sammlung*, 1882, n° 220, p. 1977.
(4) Wœlfler. Loc. cit., 1881.

3° *Incisions obliques.* — On en a proposé trois :

a. *Incision de Rydygier. Oblique-angulaire de l'estomac et verticale du duodénum.* — L'incision de l'estomac est faite suivant deux lignes : une oblique, l'autre verticale ; en se rencontrant les deux lignes forment un angle obtus. L'orifice créé par l'incision oblique est fermé, celui répondant à la ligne verticale sert à l'abouchement du duodénum incisé, lui aussi, verticalement. La portion verticale de l'incision aura une étendue égale au calibre du duodénum, elle formera la partie supérieure ou inférieure de l'incision, suivant qu'on veut insérer le duodénum en haut ou en bas. Dans le premier cas, on commence l'incision à la grande courbure, on la fait de bas en haut et de gauche à droite, pour la terminer verticalement à la petite courbure. Par la première partie de l'incision, on a enlevé un lambeau en forme de V de la grande courbure, et après la suture des lèvres de la plaie, l'estomac conserve une forme qui se rapproche de la normale ; le cul-de-sac qui existait après l'incision verticale ne se produit plus. Si le duodénum doit être inséré en bas, l'incision commence sur la petite courbure, et est dirigée de haut en bas et de gauche à droite, d'abord, verticalement ensuite. Le lambeau en V est enlevé sur la petite courbure ; la forme de l'estomac, après occlusion de la plaie oblique, est très bonne. Ce procédé, communiqué par Rydygier au dixième Congrès de la Société allemande de chirurgie, le 8 avril 1881, ne fut employé par l'auteur qu'en 1883 (1).

b. *Incision de Billroth. Incision oblique directe de l'estomac et du duodénum.* — L'estomac et le duodénum sont incisés obliquement dans la même direction, variable suivant le point où l'on doit insérer le duodénum. Quand on doit l'insérer à la petite courbure, l'incision est dirigée sur l'estomac, de bas en haut et de gauche à droite : la partie inférieure de l'ouverture gastrique est fermée, la supérieure sert à l'insertion du duodénum incisé, lui aussi, obliquement dans la même direction, c'est-à-dire de bas en haut et de gauche à droite. Quand le duodénum doit être inséré à la grande

(1) Rydygier. *Deuts. Zeits. f. Chir.*, 1885, Bd. XXI, p. 516.

courbure, l'incision gastrique est faite de haut en bas et de gauche à droite, la partie supérieure de l'ouverture gastrique sera fermée, l'inférieure réservée pour l'insertion du duodénum, sectionné obliquement dans la même direction. Cette incision oblique directe, employée par Billroth dans sa troisième opération, est décrite et défendue par Wœlfler (1).

c. *Incision de Wœlfler. Incision en ligne brisée de l'estomac, verticale du duodénum.* — L'incision stomacale présente une triple direction : oblique de haut en bas et de gauche à droite, verticale, et oblique de haut en bas et de droite à gauche, on commence et on termine l'incision à la petite ou à la grande courbure, n'importe. Les deux incisions obliques situées, une en haut, l'autre en bas, sont séparées par l'incision verticale moyenne qui les réunit. L'incision verticale doit avoir l'étendue du calibre du duodénum, qui, incisé verticalement, sera inséré à ce niveau. Les deux parties obliques de l'incision sont égales, l'ouverture gastrique est fermée dans toute leur étendue. En somme, l'abouchement du duodénum est fait au centre même de l'ouverture gastrique, fermée en haut et en bas. Wœlfler (2) a préconisé et employé cette incision dans les cas de tumeur étendue sur les deux courbures en laissant intactes les parois de l'estomac comprises entre les deux courbures.

Choix de l'incision. — Nous avons exécuté sur le cadavre ces différentes incisions pour nous faire une idée exacte de chacune d'elles. L'*incision de Wehr* ne nous a permis une égalisation des lumières qu'alors que nous n'enlevions qu'une petite étendue de la région pylorique de l'estomac (5 à 6 centimètres) ; de plus, il n'est pas toujours facile de tailler le duodénum et l'estomac de façon à se correspondre sans tiraillement du duodénum. En somme, c'est une méthode d'exception, je dirai même plus, il vaut mieux ne pas la tenter. L'*incision verticale* n'a plus qu'un intérêt historique. L'*incision de Wœlfler* est loin d'être d'une exécution facile : il m'est arrivé, malgré toutes les précautions, de réserver pour l'insertion du duodénum un orifice trop petit

(1) WŒLFLER. Loc. cit.
(2) WŒLFLER. Loc. cit.

ou trop grand ; de plus, comme le fait remarquer Rydygier, la ligne de suture gastro-duodénale étant complètement isolée des liens épiploïques, et, par conséquent, des vaisseaux nourriciers, par le fait des deux incisions obliques qui la limitent en haut et en bas, il pourrait survenir une gangrène de la ligne de réunion. Aussi vaut-il mieux enlever le segment gastrique, intermédiaire aux deux courbures, et faire l'incision oblique avec insertion du duodénum en haut ou en bas. Mais si l'étendue de la tumeur ne permet pas la réunion gastro-duodénale, par cette dernière incision, je trouve plus simple de faire l'opération de Billroth : pylorectomie combinée à la gastro-entérostomie dont je parlerai plus loin. Des deux *incisions obliques*, c'est celle de Billroth, oblique directe, qui me semble d'une exécution plus facile. C'est elle que je recommande. Quant à savoir où il est préférable de fixer le duodénum, à la petite ou à la grande courbure, et, par conséquent, quelle direction il faut lui donner, je dirai, avec la grande majorité des opérateurs, que l'*incision de choix* est l'oblique de haut en bas et de gauche à droite, avec insertion du duodénum à la grande courbure. On la fera toutes les fois que les lésions seront également étendues sur les deux courbures, ou qu'elles prédomineront sur la petite. L'incision oblique de bas en haut et de gauche à droite, avec insertion du duodénum à la petite courbure, est un *procédé de nécessité*, auquel on aura recours si la tumeur s'étend plus sur la grande courbure. Je ne sais pas pourquoi certains chirurgiens, comme Trendelenburg (1), emploient de préférence ce dernier procédé, alors qu'avec le premier on obtient une *gastroplastie* véritablement parfaite.

Excision du pylore. — Une fois le choix de l'incision fait, il faut l'exécuter. D'abord, par où faut-il commencer, par le duodénum ou par l'estomac ? Kocher (2) commence par le côté duodénal. Lauenstein (3) trouve que ce procédé a un

(1) Th. Neitzert. Loc. cit., 1889.

(2) Kocher. *Centralbl. f. Chir.*, 1883, n° 45, p. 713, et B. Streit. Loc. cit., 1888.

(3) Lauenstein. XIV° Congrès de la Société allemande de chirurgie, *Centralbl. f. Chir.*, 1885, supplément au n° 24, p. 68.

double avantage : 1° dans les cas où l'occlusion instrumentale n'a pu être faite, on retirera le pylore malade de la cavité abdominale et, en le soulevant, on fera tomber le contenu stomacal vers le cardia ; de cette façon il ne pourra plus s'écouler au dehors et infecter le champ opératoire, 2° s'il existe des adhérences profondes, en soulevant le pylore on les aura sous les yeux et, au lieu de les détruire à l'aveugle, comme on est obligé de le faire quand on opère sous la tumeur, tenant encore par ses deux extrémités au duodénum et à l'estomac, on verra ce qu'on fait. Billroth (1) agit de cette façon dans les cas de cancers étendus et surtout adhérents au pancréas. Nous dirons plus loin pourquoi nous croyons ce procédé inutile et même nuisible. La grande majorité des opérateurs commencent, au contraire, par l'incision de l'estomac. Mais son exécution varie suivant le mode d'occlusion employé. Tous les chirurgiens coupent l'estomac et le duodénum avec des longs ciseaux à pointes mousses : Rydygier, après avoir placé le compresseur gastrique obliquement à 1 centimètre et demi de la tumeur, coupe les deux parois de l'estomac à trois quarts de centimètre du compresseur, l'aide tourne en dehors l'estomac ainsi séparé avec le compresseur, au-dessus de la paroi abdominale, et en nettoye la lumière avec un tampon ; puis il sectionne le duodénum de la même façon ; arrête l'hémorrhagie des artères qui donnent dans l'épaisseur des parois sectionnées, en les liant au catgut. La muqueuse se rétractant moins que les autres couches des parois sectionnées, proémine au delà de ces dernières. Rydygier, dans ses premières opérations, réséquait les parties proéminentes des muqueuses au ras des lèvres de la plaie. Mais ultérieurement, il suivit les conseils de Reichel (2), ne réséqua plus les muqueuses, il les sutura ensemble, pour mieux protéger la ligne de suture contre l'action du contenu gastro-duodénal.

Billroth saisit la tumeur avec une large pince de Museux, qu'il confie à un aide ; puis il incise de plusieurs coups de

---

(1) Von Eiselsberg. Loc. cit., 1889.
(2) Reichel., *Deuts. Zeit. f. Chir.*, Bd. XIX, Hef. 3 et 4.

ciseaux (deux ou trois) les deux parois gastriques, jusqu'à ce que la portion restante, non encore sectionnée, de l'estomac corresponde au calibre du duodénum (il commence toujours l'incision par la partie de l'estomac qui doit être fermée). Après chaque coup de ciseaux, il saisit tous les vaisseaux qui donnent (l'hémorrhagie est surtout abondante au niveau de la muqueuse) avec des pinces à verrous et les lie avec de la soie antiseptique. Ensuite il réunit les bords de la plaie stomacale (suture d'occlusion). Ceci fait, il coupe la portion restante, non encore sectionnée, des parois gastriques, ainsi que le duodénum qu'un aide est alors chargé de fixer. Si le duodénum a une certaine tendance à s'échapper, avant de compléter l'incision il le fixe par deux ou trois fils de soie passés à travers sa paroi antérieure. Puis il arrête l'hémorrhagie des parois intestinales coupées. Quelquefois il introduit dans la lumière duodénale une petite éponge ; bien entendu si l'occlusion n'a pas été faite par une ligature à la soie ou avec une bande de gaze iodoformée. Dans les cas où la portion à réséquer est étendue, et qu'il faut exercer des tractions sur le duodénum pour l'amener en contact de la lumière gastrique, la tumeur, séparée complétement de l'estomac et seulement sur la moitié postérieure de sa périphérie du duodénum, lui sert de poignée pour amener celui-ci au contact de l'estomac. Ce n'est qu'après avoir réuni les deux organes par une suture séro-musculeuse interne, posée sur leur paroi postérieure, qu'il excise complétement la tumeur. Dans ces cas, il ferme à l'aide des pinces la lumière du pylore pour éviter l'écoulement du suc cancéreux, au cours de ces manœuvres. Baikoff (1) sépare la tumeur du duodénum par petites incisions partielles, et chaque portie séparée de l'intestin est réunie à l'estomac.

Kocher (2) incise le duodénum d'abord, derrière la pince qui le ferme, de façon à enlever toute la partie de l'organe meurtrie par la compression ; si la fermeture duodénale n'a pas été faite par le moyen de pinces, il incise le duodénum

---

(1) BAIKOFF. *Vratch*, 1883, n° 8, p. 123.
(2) B. STREIT. Loc. cit, 1888.

en dehors de la pince qui ferme le pylore, fait l'hémostase des parois et le lie avec un fil de soie. L'incision des parois gastriques est faite au ras des pinces qui ferment la cavité gastrique, sans se préoccuper de l'hémostase des parois, elle se trouve faite par les pinces restées en place. Cette section est faite d'abord le long de la grande pince qui ferme la partie de l'orifice gastrique devant être suturée. Ce n'est qu'en dernier lieu qu'il incise le reste de l'estomac.

Voici maintenant le procédé que nous recommandons. — On commence par séparer la tumeur de l'estomac. Inciser d'un seul trait, par deux ou trois coups de ciseaux, les parois gastriques, à 1 centimètre environ des pinces qui les compriment, en commençant de haut en bas ou de bas en haut, peu importe. Faire l'hémostase des lèvres gastriques de la plaie, par quelques ligatures sur les artères qui donnent. La tumeur isolée de l'estomac sera saisie et, par des tractions douces, on cherchera à amener le duodénum vers la plaie abdominale. Fermer le duodénum, comme je l'ai dit, à 1 centimètre de la pince qui ferme la lumière du pylore cancéreux de ce côté. Enfin, inciser les parois duodénales au ras de cette pince. Faire l'hémostase des parois duodénales sectionnées. Je crois qu'il ne faut pas commencer par la section du duodénum parce que la tumeur, séparée de l'estomac, sert à attirer le duodénum à la plaie abdominale ; cette poignée, dont Billroth se sert dans certains cas, me paraît toujours utile. Quant aux arguments donnés par Lauenstein, ils me paraissent peu importants. Si les adhérences profondes sont trop difficiles à détruire, la pylorectomie doit être abandonnée ; dans les autres cas, on pourra les détruire sans aller à l'aveugle, en faisant basculer la tumeur, une fois séparée de l'estomac, sur le duodénum, on aura ainsi sous les yeux la face postérieure de la tumeur. Quant au refoulement du contenu gastrique vers le cardia, il sera inutile si on a employé l'occlusion par les pinces ; en cas contraire, on pourra l'obtenir tout aussi bien après avoir séparé la tumeur de l'estomac.

Faut-il *vider et nettoyer la cavité gastrique* avant de com-

mencer les sutures ? Trendelenburg (1) fait une petite incision à la paroi antérieure de l'estomac, près de la grande
courbure, fait sortir le contenu et lave la cavité gastrique.
Ceux qui emploient l'occlusion manuelle, après avoir incisé
l'estomac, lavent sa cavité à l'eau tiède (Billroth, Nicolaysen, Wœlfler) ou avec une solution salicylée (Berns).
D'autres ont évacué l'estomac avec un trocart [Péan (2)] ou
aspiré le contenu et nettoyé la cavité avec des éponges
montées [Superno (3)]. Rydygier s'élève contre cette pratique qui lui paraît inutile et dangereuse. Inutile quand on
a bien aseptisé l'estomac par des lavages préparatoires.
Dangereuse, parce que quelques gouttes du liquide retiré
de l'estomac peuvent tomber dans la cavité abdominale,
pendant le lavage ou en s'égouttant des éponges er pl yées
à nettoyer l'estomac. Du reste l'occlusion parfaite, par le
moyen que nous recommandons, rend inutile l vacuation
et le nettoyage de l'estomac pendant l'opération. Nous en
dirons autant du tamponnement du duodénum à la gaze
iodoformée ou avec une éponge employée par quelques
opérateurs (Kocher, Billroth).

Cinquième temps. Gastrorrhaphie et gastro-duodénorrhaphie. —
Après avoir enlevé le pylore cancéreux, on doit diminuer
l'orifice gastrique en suturant les deux parois dans une certaine étendue : *gastrorrhaphie* ou *suture d'occlusion*, et aboucher
le duodénum à l'estomac : *gastro-duodénorrhaphie* ou *suture
annulaire*. Par laquelle des deux sutures doit-on commencer ? Si on emploie la suture interrompue, on commence
par fermer l'estomac ; si, au contraire, on a recours à la suture continue, on l'applique en même temps sur la suture
d'occlusion et l'annulaire.

1° *Gastrorrhaphie.* — Ceux qui employent l'occlusion
manuelle des lumières, comme Billroth, ferment l'estomac

<hr>

(1) Th. NEITZERT. Loc. cit., 1888.
(2) PÉAN. *Diagnostic et traitement des tumeurs de l'abdomen*, Paris
1898, p. 517.
(3) SUPERNO. *Raccoglitore medico*, 28 août 1883, n° 10. p. 167.

au fur et à mesure qu'ils l'incisent. Quand on a eu recours à l'occlusion instrumentale, compresseurs ou pinces, on ferme l'estomac, dans l'étendue voulue, après l'avoir complétement séparé de la tumeur, en réunissant la portion des parois qui dépasse l'instrument. Kocher (1) emploie un procédé spécial : derrière la grande pince, il applique une suture de Gely au catgut, puis enlève la pince et invagine la suture de Gely avec les bords écrasés de la plaie, et place par-dessus une double rangée de sutures de Lembert. De cette façon les portions écrasées (par la pince) des parois se trouvent à l'intérieur. Plus tard, Kocher remplaça la suture de Gely par la suture continue de Scheede (2). Lauenstein (3) dit avoir essayé ce procédé dans un cas de cancer pylorique étendu, mais comme l'estomac était peu ectasié et que ce procédé devait faire perdre, par le fait de la pince et de la suture de Gely appliquée derrière elle, un bord de 6 à 7 centimètres de paroi saine, il y renonça.

On a employé pour cette suture, tantôt la *suture interrompue* : une seule rangée de sutures de Lembert (Bardenheuer, Kitajewski, Richter, E. Hahn, Billroth, Caseli, Superno, Mazzuchelli, Ratimof, Mayland, Tansini); deux étages de sutures de Lembert (Trendelenburg); suture à deux étages de Czerny (Rydygier, Billroth, Wœlfler, Berns, Czerny, Mickulicz, Socin, Heinecke, Randolph Winslow, Maurer, Bartolini, Carle, Novaro, Stokes); suture en 8 de chiffre de Gussenbauer (Gussenbauer); suture en plusieurs étages (Saltzmann), — tantôt la *suture continue,* proposée par H. Tilllmans (4) pour abréger la durée de l'opération : une seule rangée séreuse (Rawdon); deux étages, un muqueux, l'autre musculo-séreux (Edgard Kurz); ou enfin trois étages : muqueux, musculo-séreux et séreux (Rydygier, Stokes). La *suture combinée,* suture continue (du pelletier) de la muqueuse, interrompue de Czerny pour la musculeuse et

(1) Kocher. *Centralbl. f. Chir.*, 1883, n° 15, p. 713.
(2) B. Streit. Loc. cit., 1888.
(3) Lauenstein. XIV° Congrès de la Société allemande de chirurgie, *Centralbl. f. Chir.*, 1885, supplément du n° 21, p. 68.
(4) H. Tillmanns. *Berl. Klin. Wochens.*, 26 août 1882, n° 34, p. 520.

la séreuse [Schramm (1)], a été faite aussi. Inutile de décrire ces différentes sutures, elles sont trop connues, on les emploie journellement dans la chirurgie intestinale. Quant à celle qu'on doit préférer, je crois que c'est la suture interrompue classique à deux étages .. Czerny.

2° Gastro-duodénorrhaphie. — Si, pour fermer l'estomac, on peut se contenter de la suture classique de Czerny, voire même de celle Je Lembert appliquée à la façon ordinaire, il n'en est pas de même quand il s'agit de fixer le duodénum à l'estomac. Très souvent, cette réunion est longue, difficile à obtenir parfaite, aussi a-t-on proposé divers moyens pour y arriver. Nous rangerons en quatre classes les principales sutures employées : 1° la *suture interrompue ;* 2' la *suture continue ;* 3° la *suture mixte* ou *combinée ;* 4° la *suture à l'aide des plaques d'os décalcifiées.* Enfin nous y ajouterons un procédé de suture proposé, mais non encore exécuté.

a. *Suture interrompue.* — Le procédé le plus employé et le seul que nous décrirons, car les autres lui sont de beaucoup inférieurs, est la suture de Czerny modifiée et à laquelle on ajoute un troisième étage formé par la suture des muqueuses. L'application de la suture de Czerny sur les parois postérieures de l'estomac et du duodénum est difficile à obtenir ; il faut, en effet, tordre l'estomac et le duodénum, de façon à se présenter leurs faces postérieures ; la chose n'est pas toujours commode à faire, quelquefois même elle est impossible. Aussi a-t-on cherché un moyen plus simple pour appliquer les sutures à ce niveau. Au lieu de passer le fil et de le nouer à l'extérieur, on a trouvé plus commode de faire ceci par la cavité gastro-duodénale. On commence donc par suturer les parois postérieures gastroduodénales, et cela en travaillant par en dedans, les fils sont passés de dedans en dehors et noués en dedans. Voici la première modification apportée à la suture classique de Czerny. De plus, pour avoir une réunion parfaite, on a conseillé de suturer aussi les muqueuses. Donc on ajoute un troisième étage à la suture à deux étages de Czerny. La

(1) SCHRAMM. *Centralbl. f. Chir.,* 19 mars 1889, n° 12, p. 212.

première modification avait été déjà faite par M. Péan, par Wehr dans ses expériences et par Rydygier, dès sa première opération (1880) ; ce dernier fit même la suture des muqueuses. En somme, Rydygier avait déjà employé la suture à trois étages que nous décrirons plus bas. Pourtant, tout le mérite de ces modifications apportées à la suture de Czerny, pour l'adapter à la réunion gastro-duodénale, est attribué à Wœlfler. Aussi appelle-t-on cette suture ainsi modifiée : *suture interne de Wœlfler*. Je diviserai l'exécution de la suture gastro-duodénale à trois étages, en trois temps.

Premier temps : *Réunion des parois postérieures de l'estomac et du duodénum.* — On applique les points de suture en dedans. On commence par la rangée musculo-séreuse (rangée profonde de Czerny), on passe l'aiguille entre la muqueuse et la musculeuse stomacale, on traverse la musculeuse et la séreuse et on fait ressortir l'aiguille sur cette dernière à 1 centimètre de distance du bord de la plaie ; sur le duodénum, on traverse de nouveau la séreuse et la musculeuse, toujours à 1 centimètre de distance du bord de la plaie correspondante, puis on conduit l'aiguille à travers la musculeuse et la fait ressortir sur le bord de la plaie (duodénale) entre la musculeuse et la muqueuse. On noue les deux chefs du fil du côté de la lumière gastro-duodénale, et on les coupe au ras du nœud. On applique de cette façon un certain nombre de points de suture, réunissant les parois postérieures duodénale et gastrique ; c'est la rangée profonde de la suture de Czerny à fils noués en dedans. Ensuite on réunit dans la même étendue, et toujours en dedans, les lèvres des muqueuses : l'aiguille est passée de dedans en dehors et d'avant en arrière, à travers la muqueuse stomacale, et en sens inverse, à travers la duodénale ; les fils sont noués en dedans. De cette façon, la première rangée de suture se trouve recouverte en dedans et cachée par la suture muqueuse. Le premier temps est terminé, on a fait la suture dite *interne de Wœlfler*.

Deuxième temps : *Réunion des parois antérieures gastrique et duodénale.* — On fait d'abord la suture muqueuse ; le fil, passé d'abord à travers la muqueuse stomacale et ramené ensuite à travers la duodénale, sera noué à l'extérieur. Une fois cette première rangée de sutures faite, on applique par-dessus elle une deuxième musculo-séreuse, c'est la rangée profonde de la suture de Czerny, faite, comme à l'ordinaire, avec les fils noués à l'extérieur.

Troisième temps : *Application d'une rangée circulaire de sutures séreuses de Lembert* ou étage superficiel de la suture de Czerny. Tout autour de la ligne de réunion gastro-duodénale, on fait un dernier étage de sutures purement séreuses. Enfin on a soin d'appliquer quelques points de suture supplémentaires à l'endroit de la rencontre de la suture annulaire, que nous venons de décrire, avec la suture d'occlusion qu'on a appliquée tout d'abord, pour fermer l'estomac, car ce point est un véritable lieu de moindre résistance de la suture.

En somme, après avoir accompli les trois temps indiqués, on a sur la ligne de réunion gastro-duodénale trois étages de sutures : 1° muqueux ; 2° musculo-séreux (rangée profonde de la suture de Czerny) ; 3° séreux (rangée superficielle de la suture de Czerny, sutures séreuses de Lembert).

Est-il utile de faire la suture à trois étages ? Wœlfler ne fait pas la rangée séreuse. William Stokes (1) prétend que la suture muqueuse allonge inutilement l'opération, les deux étages de Czerny suffisent. Pourtant, von Eiselsberg (2) nous montre qu'à la clinique de Billroth, toutes les fois que la suture à trois étages a été faite, les malades ont guéri.

b. *Suture continue.* — La suture interrompue demande toujours beaucoup de temps, car il faut appliquer souvent un grand nombre de points de suture [quelquefois plus de 100, Berg (3)]. Aussi a-t-on cherché, pour diminuer la durée de l'opération, facteur important dans les chances de succès, à remplacer la suture interrompue par la suture continue qu'on peut faire beaucoup plus vite. H. Tillmans la conseilla en 1882 ; depuis, Rydygier, Lauenstein, Kurz (de

(1) W. STOKES. *Brit. Med. Journ.*, 3 mai 1890), p. 997.
(2) VON EISELSBERG. Loc. cit.
(3) BERG. *Centrabl. f. Chir.*, 25 mai 1889, n° 11, p. 387.

Florence) et d'autres l'ont employée. Nous décrirons deux procédés :

A. *Suture de Rydygier* (1) comporte les temps suivants : 1° *Suture musculo-séreuse des parois postérieures gastro-duodénales.* On la commence en haut pour l'arrêter à l'extrémité inférieure de cette paroi, on l'exécute par en dedans, de la même façon que dans la suture interrompue interne de Wœlfler, seulement par une suture continue. — 2° *Suture muqueuse circulaire et suture muqueuse d'occlusion.* On commence, par en dedans et de haut en bas, la suture des muqueuses gastro-duodénales dans l'étendue de la paroi postérieure, puis arrivé à l'extrémité inférieure de celle-ci, on continue la réunion des muqueuses sur la paroi antérieure, mais en dehors ; on atteint le point de départ qui se trouve au niveau de la réunion des sutures annulaire et d'occlusion. On noue le fil de la suture muqueuse continue du pelletier avec une suture entortillée, pour le faire se continuer plus loin, et réunir les parois antérieure et postérieure de l'estomac, sous forme d'étage muqueux de la suture d'occlusion. De cette façon, on a suturé en même temps les muqueuses duodénale et gastrique et celle des parois de ce dernier. Bien entendu, si la ligne d'occlusion de l'estomac se trouve en bas et le duodénum fixé en haut, on fera la suture muqueuse annulaire de bas en haut sur la paroi postérieure d'abord, pour la ramener de haut en bas, en avant, et aller rejoindre en bas la suture d'occlusion. — 3° *Suture musculo-séreuse sur la moitié antérieure de la suture annulaire et sur la suture d'occlusion.* Commencée là où l'on avait arrêté la suture analogue de la paroi postérieure, elle est continuée ensuite sur la moitié antérieure de la suture annulaire et sur l'estomac sous forme de deuxième étage de la suture d'occlusion. Bien entendu, cette suture est externe et faite d'une façon continue. — 4° *Sutures séreuses interrompues sur la partie postérieure de la suture annulaire* : cinq à six points aussi loin que possible, en arrière seulement. En somme, de cette façon, on suture en même temps le duodénum à l'estomac et on ferme l'estomac. De plus, la

_____

(1) RYDYGIER. *Deuts. Zeits. f. Chir.*, 1885, Bd. XXI.

suture est à deux étages en avant et sur la suture d'occlusion : suture muqueuse et suture musculo-séreuse (répondant à la rangée profonde de la suture de Czerny). Trois
étages en arrière, grâce aux quelques points séreux qu'on y
applique.

2° *Suture de Edgard Kurz* [de Florence (1)]. — Elle ne
comporte que deux rangées de sutures faites de la façon
suivante : 1° réunion à partir de la grande courbure, et par
en dedans, des surfaces séreuses des parois postérieures
duodénale et stomacale, avec une suture de Lembert continue (au catgut) ; 2° avec la suture du pelletier (à la soie),
en descendant vers la grande courbure, c'est-à-dire en
direction opposée à la précédente, réunion des muqueuses
des parois postérieures d'abord, et cela en dedans ; puis
celle des parois antérieures (en dehors) ; enfin, en allant
vers la petite courbure, on réunit par la même suture la
muqueuse des parois gastriques : antérieure et postérieure
(suture d'occlusion) ; 3° pour terminer, on applique la
suture de Lembert continue (au catgut), c'est-à-dire la
deuxième rangée de la suture d'occlusion et de la moitié
antérieure de la suture annulaire. On la commence à la
petite courbure, on la mène jusqu'à l'endroit où la suture
d'occlusion se continue avec la suture de Lembert des
parois postérieures. De là, elle réunit les surfaces séreuses
des parois antérieures et va, sous forme de suture annulaire
antérieure de Lembert, jusqu'à la grande courbure, où elle
se rencontre avec le premier point de la suture annulaire
postérieure de Lembert faite tout d'abord.

En somme, tandis que Rydygier fait trois étages de
sutures, tout au moins en arrière : muqueuse, musculo-
séreuse et séreuse, Kurz n'en fait que deux : muqueuse et
séreuse.

Lauenstein (2) propose, dans l'application de la suture
annulaire, d'interrompre la rangée de suture continue,

(1) E. Kurz. *Deuts. Med. Wochens.*, 15 décembre 1887, n° 50, p. 1088.
(2) C. Lauenstein. XIVᵉ Congrès de la Société allemande de chirurgie, *Centralbl. f. Chir.*, 1885, supplément au n° 24, p. 68.

au bord supérieur et inférieur, par une suture interrompue.

c. *Suture mixte.* — Czerny (1) combine la suture interrompue avec celle du pelletier. La première est employée pour faire la première rangée de suture ou profonde (musculo-séreuse) ; la deuxième rangée ou superficielle est faite par la suture du pelletier. Kocher (2) propose de renforcer sur quelques points la suture continue par des sutures interrompues. La réunion exacte serait faite par la première. Schramm (3) a employé aussi la suture du pelletier pour la réunion des muqueuses, la suture interrompue pour les deux autres étages : musculo-séreux et séreux.

d. *Suture par la méthode de Senn.* — Fred. B. Jessett [de Londres (4)] veut appliquer la suture intestinale de Senn (5) [de Philadelphie] à la gastro-duodénorrhaphie. Voici textuellement le procédé que l'auteur décrit dans une lettre adressée au *British Medical Journal* de 1888 : « On prépare deux anneaux d'os décalcifié de même grandeur, larges d'un quart de pouce et préparés d'après la méthode de Senn, avec trois ou quatre trous doubles séparés d'un pouce ; à travers ces trous, on passe des fils de soie antiseptique et noués de façon à former des anses en arrière. De longs fils de soie carbolisée, en nombre égal aux anses déjà fixées sur les plaques, seront noués sur ces anses. Chaque anneau ayant été adapté avec soin à la muqueuse correspondante, le long des lèvres de la plaie, les fils seront passés à travers toute l'épaisseur des parois stomacales et les bouts tournés en dehors. Les deux os recouverts par les parois stomacales seront juxtaposés avec soin. Les sutures correspondantes des deux os seront alors nouées, celle du centre d'abord, puis celle des extrémités et enfin les intermédiaires. L'extrémité gastrique qui devra servir à l'invagination sera entourée avec un anneau de caoutchouc

---

(1) Czerny. Loc. cit., 1881.
(2) B. Streit. Loc. cit., 1888.
(3) Schramm. *Centralbl. f. Chir.*, 1887, n° 12, p. 210.
(4) F.-B. Jessett. *Brit. Med. Journ.*, 5 mai 1888, p. 984.
5) Senn. *Ann. of Surgery*, 1888, vol. VII, p. 1 et suiv.

très doux, anneau obtenu en réunissant les deux extrémités d'une bande de caoutchouc, au moyen de sutures au catgut. L'anneau devra avoir la longueur de la circonférence de l'orifice gastrique et large d'un quart de pouce. Le bord inférieur de l'anneau sera fixé par une suture continue au catgut aux lèvres de l'orifice gastrique, ce qui préviendra le renversement de la muqueuse. Alors quelques sutures au catgut carbolisé seront faites chacune avec deux boucles et seront passées de dedans en dehors, transperçant la portion supérieure de l'anneau (bord libre) de caoutchouc, toute l'épaisseur des parois gastriques, et à égale distance les unes des autres. Tout ceci, bien entendu, a suivi la séparation de la tumeur de l'estomac, premier temps de l'opération.

Ensuite le pylore cancéreux sera séparé du duodénum, et on procède à la réunion gastro-duodénale. Les bouts des fils de catgut qui traversent l'anneau de caoutchouc et l'estomac, seront alors passés à travers les tuniques : séreuse, musculaire et celluleuse du duodénum sur les points correspondants, à environ un tiers de pouce des lèvres de la plaie. Cela fait, un aide tirera également les deux bouts des anses ainsi formées, pendant que l'opérateur aide l'invagination en renversant les bords de l'extrémité du duodénum et en poussant doucement l'extrémité gastrique dans le duodénum. L'invagination une fois faite, les sutures de catgut seront nouées assez solidement pour prévenir la désinvagination si des vomissements survenaient. L'opération est terminée. On ferme le ventre et, après quelques jours, l'anneau de caoutchouc se détache, passe dans l'intestin et les os décalcifiés sont résorbés. »

H.-G. Rawdon [de Liverpool (1)] employa, l'année dernière, dans une résection du pylore cancéreux, un procédé inspiré aussi de la méthode de Senn, mais beaucoup plus simple que le précédent. Le voici : la suture d'occlusion est faite par des sutures de Lembert, de la petite vers la grande courbure en s'arrêtant à un pouce de celle-ci. L'orifice ainsi réservé au niveau de la grande courbure permet-

____

(1) H.-G. Rawdon, *The Lancet*, 1890, p. 800.

tait l'introduction d'une plaque d'os décalcifiée. Cette plaque (préparée d'après Senn), munie de quatre anses de soie de Chine, est introduite par l'orifice, et trois des quatre anses passées à travers les parois de l'estomac, à un sixième de pouce de la section. Une deuxième plaque semblable fut introduite dans le duodénum et les quatre anses de soie passées à travers les parois de l'intestin, à une courte distance du bord excisé. Les deux plaques osseuses furent juxtaposées, tenues fermement en contact, tandis que chaque paire correspondante d'anses fut nouée en commençant par la plus basse. Les surfaces séreuses stomacale et duodénale étaient ainsi mises en contact immédiat. Les viscères furent épongés et replacés dans le ventre. Le malade guérit.

Je ne m'attarderai pas ni sur les reproches adressés à la méthode de Senn par Reichel (1) et Helferich (2), ni sur les modifications que Willy Sachs (3) lui apporte. Car les unes sont peu justifiées, et les autres peu importantes.

e. *Méthode de suture par invagination de W. Maunsell.* — A la deuxième session de l'*Intercolonial Medical Congress of Australasie*, tenu à Melbourne en 1889, Maunsell décrivit un procédé spécial de suture intestinale par invagination (4), applicable, d'après lui, à la résection du pylore. Le voici : les deux extrémités de l'intestin sont rapprochées par deux ligatures temporaires, une à l'insertion mésentérique, l'autre juste en face. A un pouce de la surface d'incision et parallèlement au grand axe de l'intestin, on ouvre celui-ci par une incision juste suffisante pour produire une invagination de l'intestin. On réussit alors facilement à tirer au dehors, par la fente, la portion inférieure (bout périphérique de l'intestin coupé), par invagination, dans le bout central de l'intestin. On applique circulairement la suture et, par suite, les nœuds se trouvent en dedans. Puis on réduit

(1) Reichel. *Münch. Med. Woch.*, 1890, n° 11.
(2) Helferich. XIXᵉ Congrès de la Société allemande de chirurgie, *Centralbl. f.Chir.*, 1890, supplément au n° 25, p. 56.
(3) W. Sachs. *Centralbl. f. Chir.*, 1890, n° 40, p. 753.
(4) Maunsell. *Centralbl. f. Chir.*, 1890, n° 46, p. 890.

l'intestin ainsi sorti par la fente et on ferme cette dernière. S'il s'agit de suture du pylore, l'incision longitudinale (la fente) est faite sur la face antérieure de l'estomac.

Choix de la suture à employer. — Faut-il dire que du choix de la suture et de la manière dont on l'a appliquée, dépendra le plus souvent le succès de l'opération. C'est le point le plus délicat de l'acte opératoire. Aussi vais-je dire en quelques mots quel est le procédé qu'on doit préférer. C'est après les avoir répétés sur le cadavre que je suis arrivé aux conclusions suivantes. La suture continue se fait très vite, mais elle est d'une exécution plus difficile, et, de l'aveu de Rydygier lui-même, elle est moins sûre que l'interrompue. La suture interrompue à trois étages, telle que je l'ai décrite, demande beaucoup de temps à l'exécuter. Aussi je crois devoir proposer la suture *interrompue à deux étages* : muqueux et séro-musculaire, telle que la pratique Wœlfler ; de plus, on la renforcera par la *greffe épiploïque de Senn* (1) ; on recouvre de petits lambeaux d'épiploon complètement détachés, larges de un et demi à deux pouces et assez longs pour recouvrir complètement la suture circulaire, et on les fixe aux épiploons par des sutures au catgut. Cette greffe a été déjà employée dans la pylorectomie par le professeur Angerer [de Munich (2)] et par Meinhardt Schmidt [de Cuxhaven (3)]. Dans le premier cas avec succès ; dans le deuxième, elle ne put fermer complètement une petite ouverture laissée dans la ligne de suture, et qui provoqua une péritonite mortelle. La suture de Senn, la seule que je n'aie pas exécuté moi-même, me paraît un procédé merveilleux, rapide et sûr. Des deux méthodes proposées, c'est celle que Rawdon a employée, avec succès du reste, qui me paraît la plus simple et la plus rapide. Je crois, en somme, qu'elle deviendra la méthode de choix, si on peut se procurer les plaques d'os décalcifiées préparées à la manière de Senn.

Revision de la ligne de suture. — Une fois la suture faite, il

(1) Senn: Loc. cit., 1888.
(2) Angerer. *Langenbeck's Arch.*, 1882, Bd. XXXIX, Heft 1, p. 378.
(3) M. Schmidt. *Centralbl. f. Chir.*, 1890, n° 14, p. 219.

faudra l'examiner avec soin pour en découvrir les points faibles et les renforcer par quelques points supplémentaires de Lembert. Mais quelquefois, malgré tous les soins apportés à cette revision, elle reste incomplète et un point faible peut échapper. C'est ce qui arriva à Meinhardt Schmidt dans un cas (4). Aussi ce chirurgien propose de vérifier l'herméticité de la suture par le procédé suivant : introduire par la bouche une sonde gastrique armée d'un ballon de caoutchouc ; enlever le compresseur gastrique ; comprimer la portion initiale du duodénum au delà de la ligne de suture ; insuffler de l'air dans l'estomac jusqu'à ce qu'il soit fortement dilaté et fermer ensuite le tube gastrique en haut. Si l'estomac, fortement ballonné, tend à se déprimer, c'est que la suture est imparfaite. On déterminera le siège de la perméabilité de la suture, en comprimant doucement l'estomac et en cherchant, en même temps, l'endroit par où l'air s'échappe, car il s'accompagne d'un sifflement et les lèvres du petit pertuis vibrent. Ce point trouvé, on laisse sortir l'air de l'estomac.

Matériel de suture. — On a employé tantôt le catgut seul (Rydygier, Kocher, Lauenstein, etc.), tantôt la soie phéniquée seule (Billroth, Czerny, Krœnlein, etc.), tantôt enfin le catgut pour la suture du pelletier des muqueuses, et la soie pour les sutures musculo-séreuse et séreuse (Saltzmann, Kocher, Schramm, Edgard Kurz). Tous les moyens ont donné de bons résultats, et on peut se servir du catgut ou de la soie, pourvu qu'ils soient bien aseptiques. Car, comme le disent Albert (5) et Rydygier, « il importe moins avec quoi on coud, que comment on coud ».

Sixième temps. Replacement des viscères dans la cavité abdominale. — L'opération terminée, on nettoye la ligne de suture avec une éponge ou un tampon imbibé d'une solution antiseptique faible, tiède. Si le contenu gastro-duodénal a souillé le champ opératoire, on le lavera avec la même

(1) M. Schmidt. Loc. cit., p. 250.
(2) Albert. *Lehrbuch der Chir.*, 2e Aufl., III Bd., p. 370.

solution. Après quoi, on replace l'estomac et le duodénum réunis, dans la cavité abdominale et on ferme le ventre.

Septième temps. Occlusion de la plaie abdominale. — L'opération ayant été accomplie en dehors de la cavité péritonéale, le nettoyage du péritoine ne sera nécessaire que si le contenu gastro-duodénal a pu s'échapper et couler dans le ventre. On le nettoyera, dans ces cas, avec des éponges montées sur des longues pinces, comme dans toutes les laparotomies. Mais même dans ces cas, on ne lavera pas la cavité péritonéale, c'est inutile. Quant au drainage de cette cavité, recommandé par Bardenheuer (1), on ne le fera pas. Pourtant, quand on a dû réséquer un segment infiltré de la paroi abdominale, et que la réunion de la plaie est rendue impossible, on pourrait faire comme Trendelenburg (2) : conduire, de la plaie gastrique au dehors, un tampon de gaze iodoformée. Mais dans ces cas, très rares du reste, il vaudrait mieux ne pas intervenir. En somme, l'utilité du drainage à la gaze iodoformée, que Trendelenburg a employé dans ses deux opérations, reste à démontrer, et je crois qu'on ne devra pas l'imiter.

La suture de la plaie abdominale sera faite comme dans toute laparotomie. Billroth emploie une suture à trois étages. On peut faire la suture mixte ou combinée de M. Pozzi (3).

Durée de l'opération. — Elle est très variable, suivant les difficultés rencontrées. Voici le temps qu'il a fallu pour l'accomplir dans les cas où cette mention est faite : en 1 heure (3 fois), 1 h. 1/4 (4 fois), 1 h. 1/2 (3 fois), 1 h. 3/4 (3 fois), 2 h. (9 fois), 2 h. 1/4 (6 fois), 2 h. 1/2 (15 fois), 2 h. 3/4 (3 fois), 3 h. (12 fois), 3 h. 1/4 (2 fois), 3 h. 1/2 (4 fois), 4 h. (8 fois), 4 h. 1/2 (3 fois), 5 h. (2 fois), 6 h. (1 fois), 6 h. 1/2 (1 fois).

En somme, la durée moyenne est de 2 à 3 heures. Plus on raccourcira ce temps, plus les chances de succès augmen-

(1) Bardenheuer. Loc. cit., 1881.
(2) T. Nettzeat. Loc. cit., 1889, p. 40.
(3) S. Pozzi. *Traité de gynécologie*, Paris 1890. p. 59.

teront. Pourtant, je dois dire qu'une opération ayant duré 6 h. 1/2 [Permann (1)] a pu avoir un résultat heureux, mais c'est la rare exception.

Traitement post-opératoire. — Il aura pour but : 1° de combattre la tendance au collapsus : injections hypodermiques d'éther, de cocaïne (Obalinski), lavements de vin et de camphre (Rydygier), transfusions sanguines (Péan); 2° mettre au repos le tube gastro-intestinal : opium à petites doses, prolongées même pendant quinze jours (Heinecke); 3° instituer un régime alimentaire qui soutienne les forces du malade et soit facilement digéré. Ce régime est plus ou moins sévère, suivant les opérateurs. Aussi, vu l'importance qu'il a, vais-je résumer le régime institué dans les principales cliniques où l'on fait ces opérations le plus souvent.

A la clinique de Vienne (2), Billroth procède ainsi : quand la soif est vive, il donne quelques heures après l'opération quelques petits morceaux de glace que le malade laisse fondre dans la bouche. Lavements de vin chaud ou mieux de lait (200 grammes) et peptone, toutes les trois à quatre heures, pendant dix jours. Le soir de l'opération ou le lendemain matin, par la bouche, du lait bouilli froid avec du cognac, du thé au rhum, du sherry (le champagne dilatant l'estomac par son acide carbonique est dangereux pour les sutures encore récentes). Les jours suivants : bouillon avec des œufs. Après six à huit jours : cervelles, œufs, hachis de poulet et ensuite régime ordinaire. Après trois semaines, les malades peuvent quitter le lit.

Rydygier ne permet les premiers aliments liquides par la bouche qu'après les vingt-quatre ou quarante-huit premières heures.

A la clinique d'Erlangen (3), Heinecke institue le régime plus sévère que voici : le premier jour, lavements nutritifs, continués jusqu'au quatrième jour. Le deuxième jour,

(1) PERMANN (de Stockholm). *Centralbl. f. Chir.*, 1890, n° 39, p. 750).
(2) VON EISELSBERG. *Loc. cit.*, 1889.
(3) HERMANN VON KOLB. Beitræge zur Magenresection. *Inaug. Dissert.*, Erlangen 1887, p. 3.

toutes les deux heures, une cuillerée à café d'eau sucrée et de thé. Le troisième, alternativement, par cuillerées à café, du lait et de l'eau sucrée. Le cinquième, deux ou trois fois par jour, une tasse de lait ou de jus de viande. Le septième ou huitième, quand tout va bien, soupes faciles à digérer, viandes rôties hachées. Puis peu à peu l'alimentation ordinaire. Si les malades ont une sensation de pesanteur au niveau de l'estomac, surtout dans les premiers jours, il faut le vider avec une sonde gastrique.

Enfin à la clinique de Berne (1), Kocher emploie une diète très sévère. Rien par la bouche pendant deux à quatre jours ou même plus longtemps encore, on les nourrit par des lavements (consommé, œufs, Marsala, etc.). Rien contre la soif même très vive. De cette façon, on empêcherait l'infection possible de la ligne de suture par les aliments, et les contractions gastriques que ceux-ci provoquent et qui pourront faire lâcher les sutures récentes.

III

PYLORECTOMIE COMBINÉE AVEC LA GASTRO-ENTÉROSTOMIE. OPÉRATION DE BILLROTH. — Billroth communiqua au XIV° Congrès de la Société allemande de chirurgie, en 1885 (2), une nouvelle opération entreprise par lui dans un cas de cancer du pylore trop étendu pour permettre l'abouchement duodéno-gastrique. Voici comment il procéda (3) : il fit d'abord la gastro-entérostomie, d'après la méthode de Wœlfler; puis isola la tumeur pylorique du côté du duodénum, pendant qu'un assistant comprimait ce dernier. Le duodénum fut invaginé dans la lumière et fermé par deux étages de sutures de Lembert. On nettoya l'estomac avec une éponge

(1) B. STREIT. Loc. cit., 1888.
(2) BILLROTH. Centralbl. f. Chir., 1885, supplément au n° 24.
(3) VON HACKER. Langenbeck's Arch., 1885, Bd. XXXII, Heft 3, p. 616.

et on en glissa une dans la portion à réséquer. Puis on fit la séparation du côté de l'estomac, pendant qu'un aide fermait la cavité. Occlusion de la lumière gastrique par la suture de Czerny et par quelques points supplémentaires de Lembert. En 1888 (1), Billroth fit de nouveau cette opération, de la même façon, mais l'occlusion temporaire du duodénum fut assurée par une ligature avec une bande de gaze iodoformée. Tuholske [de Saint-Louis (2)] opéra de la même façon. Tandis que W.-T. Bull [de New-York (3)] fit d'abord la pylorectomie et ensuite la gastro-entérostomie, au moyen des anneaux de catgut de Abbe.

IV

Gastrectomie partielle atypique. — Le *cancer limité de la paroi antérieure* sera facilement enlevé par le procédé suivant, que nous recommandons : on saisira la tumeur avec une pince de Museux, on l'isolera du reste de l'estomac par une ou deux longues pinces courbes, à branches recouvertes de tubes de caoutchouc ou de gaze iodoformée, dont l'application détermine un pli de la paroi gastrique comprenant la tumeur et une zone de parties saines. De cette façon, on a fermé la cavité stomacale, dont le contenu ne pourra pas faire issue après la résection de la tumeur. On coupe le segment de paroi ainsi pincé à 1 centimètre environ des pinces. On fait l'hémostase des lèvres de la plaie gastrique. Enfin on ferme cette dernière par la suture à deux étages de Czerny. Si le *cancer siège* sur une des *courbures*, il faudra, avant de pincer les parois gastriques, détacher, dans l'étendue de la portion qu'on veut réséquer, l'épiploon (petit ou ligament gastro-colique) qui s'y insère.

(1) Von Eiselsberg. Loc. cit., 1889.

(2) Tuholske. *Med. News*, 10 mai 1890, et *Centralbl. f. Chir.*, 1890, n° 44, p. 845.

(3) W.-T. Bull. *Brit. Med. Journ.*, 10 mai 1890, p. 1090.

Après quoi, on procédera à la résection. Si le cancer siège sur la *paroi postérieure de l'estomac*, il faudra rendre accessible celle-ci, à l'aide d'une ouverture faite dans un endroit avasculaire du ligament gastro-colique, en l'effondrant avec une sonde cannelée, comme je l'ai déjà dit. Après quoi, on fera basculer l'estomac en haut. Si cette fenêtre épiploïque donne assez de jour pour faire l'opération, on s'en contentera, sinon on ouvrira largement l'arrière-cavité des épiploons, en sectionnant transversalement, à une certaine distance de la grande courbure de l'estomac, l'épiploon gastro-colique. Cette section sera faite de la même façon que lors du détachement des liens épiploïques du pylore cancéreux, inutile d'y revenir. La face postérieure de l'estomac sous les yeux, on enlèvera, de la même façon que sur la paroi antérieure, la partie malade.

Si le cancer est étendu à toute une paroi, faut-il enlever cette dernière ? H. Fischer [de Breslau (1)] communiqua au XVII° Congrès de la Société allemande de chirurgie un cas de résection gastrique atypique : il s'agissait d'un vaste cancer ulcéré de presque toute la paroi antérieure de l'estomac communiquant à l'ombilic avec une tumeur cancéreuse de la grosseur du poing, ulcérée, et avec le colon transverse, par une fistule de la largeur du doigt. Fischer réséqua toute la portion malade de la paroi gastrique antérieure et toute la partie malade du colon transverse, ferma la plaie gastrique en fixant la courbure inférieure à la supérieure par des sutures de Lembert et introduisit un coin du duodénum dans la suture gastrique. Enfin, il fixa les deux bouts du colon réséqué dans la plaie abdominale. La malade guérit de l'opération, mais succomba peu après d'un cancer du foie déjà constaté pendant l'opération. Ce cas nous prouve la bénignité des gastrectomies partielles atypiques, même très étendues, et répond à notre question.

(1) H. Fischer. *Centralbl. f. Chir.*, 1888, supplément au n° 21, p. 17.

PARIS. — IMPRIMERIE F. LEVÉ, 17, RUE CASSETTE.

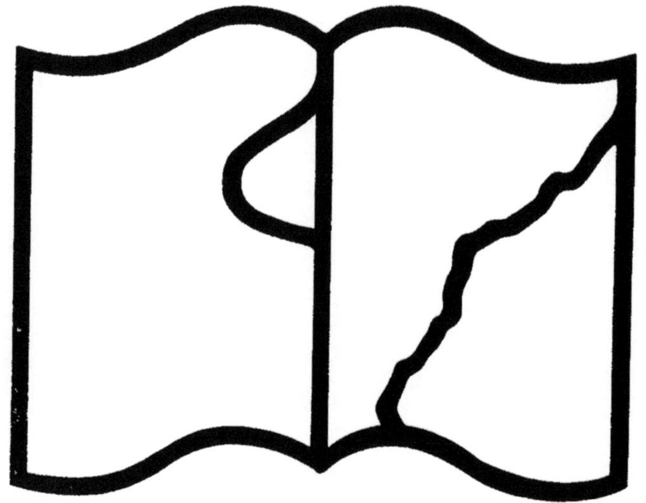

Texte détérioré — reliure défectueuse

NF Z 43-120-11

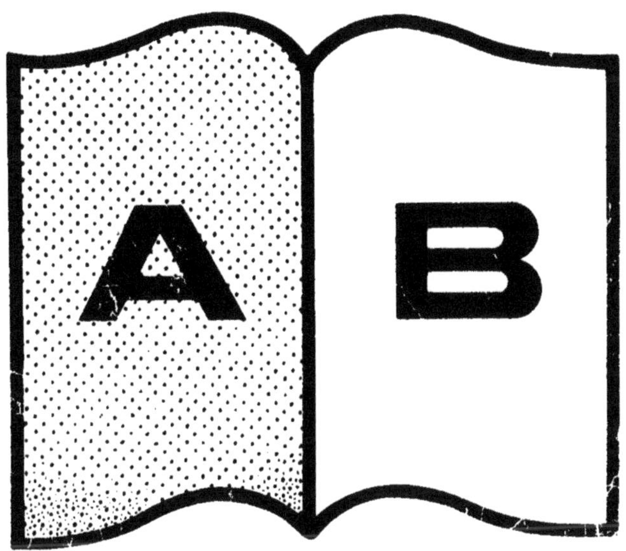

Contraste insuffisant

NF Z 43-120-14